协和护士说 ICU 那些事儿

U0823636

编者名单

丛书主编 郭 娜 霍晓鹏

丛书副主编 夏 莹 马芳芳

主 编 夏 莹 马 慧

副 主 编 马芳芳 宋 丹

编 者（按姓氏笔画排序）

马 慧 马芳芳 王玉娥 刘一夫

宋 丹 夏 莹 曹 萌 续嘉牛

审核专家 江 伟

中国协和医科大学出版社

北 京

图书在版编目（CIP）数据

ICU那些事儿 / 夏莹，马慧主编. -- 北京：中国协和医科大学出版社，2025. 8. --（协和护士说）.
ISBN 978-7-5679-2690-5

Ⅰ. R459.7

中国国家版本馆CIP数据核字第2025F7Z551号

主　　编　夏　莹　马　慧
策划编辑　杨雪娇
责任编辑　李元君　杨雪娇
封面设计　河北回声文化传播有限公司
责任校对　张　麓
责任印制　黄艳霞
出版发行　**中国协和医科大学出版社**
（北京市东城区东单三条9号　邮编100730　电话010-65260431）
网　　址　www.pumcp.com
印　　刷　北京联兴盛业印刷股份有限公司
开　　本　880mm×1230mm　1/32
印　　张　3.5
字　　数　70千字
版　　次　2025年8月第1版
印　　次　2025年8月第1次印刷
定　　价　45.00元

前　言

在浩瀚的医学星海中，内科犹如一座坚实的灯塔，引领着临床医学的航向。随着时代的进步和科技的飞跃，民众对健康知识的渴求越发强烈。在信息洪流中，如何筛选准确、科学的医学信息，成为当代社会的迫切需求。为此，我们精心策划了“协和护士说”系列丛书，旨在搭建一座连接专业与大众的桥梁。

本系列丛书广泛涉猎内科的多个领域，包括但不限于如心血管系统、呼吸系统、消化系统、泌尿系统及内分泌系统等，构建起一个全面而深入的内科知识网络。我们以问答为载体，针对患者及公众最为关心的内科问题，从疾病的根源、症状表现、诊断流程、治疗方案到预防措施，逐一进行详尽而通俗的解析。无论是高血压、冠心病的悄然来袭，还是感冒、肺炎季节变换，抑或胃炎、胃溃疡日常困扰，我们都将以科学之名，为您一一揭开它们的神秘面纱。

尤为值得一提的是，本系列丛书每一个问题均源自住院患者的真实关切，它们不仅是医学知识的探讨，更是患者生活体验的映射。通过这样的收集与整理，我们力求使科普内容更加贴近人心，更加符合实际需求，从而帮助每一位读者在面对健康挑战时，都能拥有更加从容不迫的心态与更加科学合理的应对之策。

此外，“协和护士说”系列丛书还是一座沟通医护与患者温馨的桥梁。医生与护士可借此向患者推荐相关的科普内容，不仅有助于患者更好地理解病情与治疗方案，更能激发他们参与治疗的积极性与主动性，形成医患双方共同努力的良好氛围。

在此，我们诚挚地邀请每一位热爱生活的读者加入这场健康知识的盛宴。无论您是对内科领域充满好奇的探索者，还是正在与疾病斗争的勇士，抑或关心家人健康的守护者，我们都将竭诚为您提供最权威、最实用的内科科普知识。让我们携手并进，在探索健康的道路上不断前行，共同守护生命的美好与希望！

郭　娜

2025 年 6 月

目　录

一 基础知识

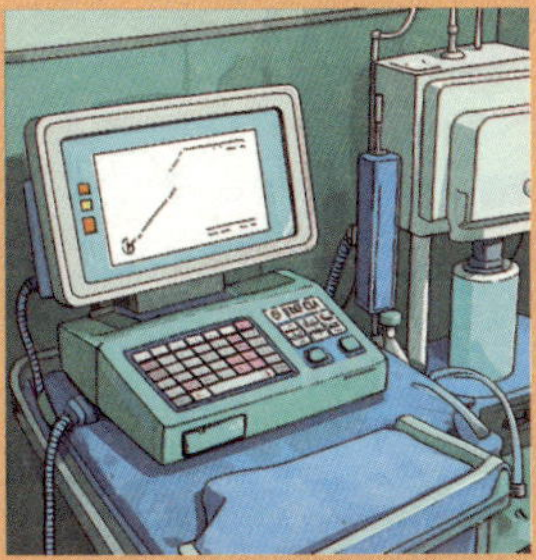

1. 世界 ICU 的发展史

南丁格尔发现术后的重症患者需要一个特别照顾的地方。于是她创建了一个单独的病房，这便是 ICU 的雏形。后来医疗界发现集中资源和专业医护人员，对重症患者进行 24 小时不间断的监护和治疗，可以大大提高救治成功率，于是，1953 年在丹麦哥本哈根市立医院真正的重症监护室（ICU）诞生了。

2. 我国 ICU 的发展史

1982 年，在曾宪九教授的指导下，陈德昌教授在中国医学科学院北京协和医院建立了国内第一张现代意义的 ICU 病床。1984 年，北京协和医院正式建立加强医疗科（危重症医学科）。20 世纪 90 年代末期，在中国老一辈危重病学家的积极倡导和大力推动下，中国危重症医学学科建设步入了快速发展的轨道。

3. ICU 的主要功能

ICU 是医院中救治危重症患者的重要场所，其主要功能是为患者提供全面、连续、细致的监护、治疗和护理，以最大限度地保障患者的生命安全。

4. ICU 里收治什么样的患者

ICU 主要收治急性、可逆、已经危及生命的器官或者系统功能衰竭，经过严密监护和加强治疗短期内可能得到恢复的患者。简单来说分为两类：一类是已经发生器官功能障碍的患者，如急慢性呼吸衰竭、脓毒症、各种类型的休克、重症急性胰腺炎、心肺复苏后等；另一类则是在未来的一段时间内可能发生器官功能障碍，需要进行持续监测和治疗的高危患者，如重大手术、严重创伤、重度感染等。

5. ICU 里有哪些工作人员

ICU 由专业的医护团队负责管理，包括医生、护士、呼吸治疗师、药剂师、康复治疗师、其他辅助人员等。他们具备丰富的专业知识和临床经验，能够迅速准确地判断患者病情，并采取有效的治疗护理措施。

6. ICU 和普通病房有什么不同

ICU 与普通病房的主要区别在于：ICU 专为病情危重、需严密监测及紧急救治的患者设计，配备高密度的专业医护人员与顶尖医疗设备，确保 24 小时不间断监护；而普通病房则针对病情较轻、稳定的患者，提供相对基础但全面的医疗与护理服务，确保患者舒适与安全。两者在病情、人员、设备、环境及管理上均有显著差异，共同构成了医院分级诊疗体系的重要一环。

7. ICU 的内部环境是什么样子的

ICU 的内部环境非常注重患者的舒适与安全，采用封闭式设计，从而减少外界交叉感染的风险。为了患者的休息和治疗，ICU 会保持相对安静，减少噪声干扰。同时病房也注重患者的隐私保护，采用单独房间或隔帘等措施。

8. ICU 里常见的仪器设备都有什么作用

ICU 是守护生命的最后一道防线，危重症患者病情危重、变化迅速，常需要采用尖端的医疗科技与最严谨的医学智慧，动态依据各系统功能支持与监测的结果进行精准医疗救治，每一台仪器都是无声的“生命卫士”，为患者架起希望的桥梁。从精准监测生命体征的多功能监护仪，到维持呼吸的呼吸机；从持续净化血液的 CRRT 设备，到撑起心肺功能的 ECMO。这些精密仪器如同医护团队的“眼睛”与“双手”，实时捕捉患者病情变化，为抢救和康复赢得宝贵的时间及机会。表 1 列举了 ICU 里的常见仪器设备及临床用途。

表1　ICU常见仪器设备及临床用途

图片	名称	临床用途
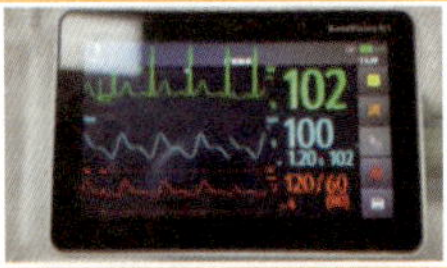	心电监护仪	精准动态监测患者每时每刻生命体征变化
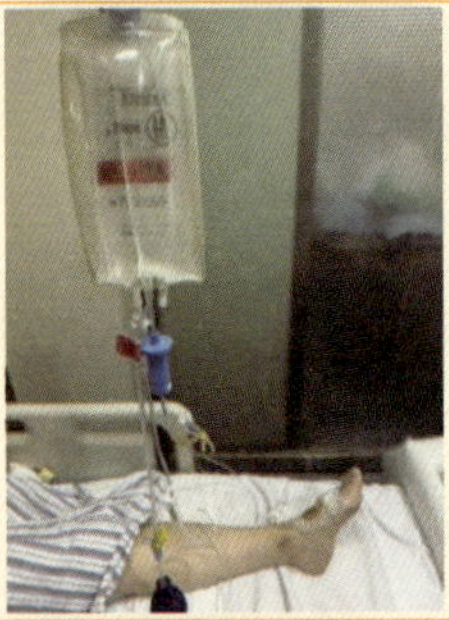	有创动脉血压监测	实时动脉内血压监测，进行动脉血标本采集，判断血容量
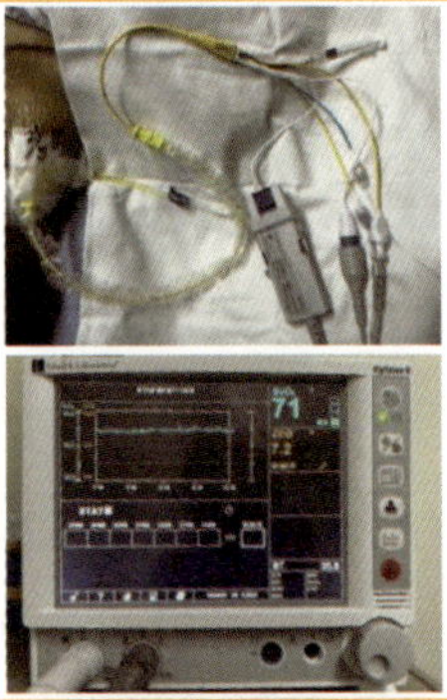	肺动脉导管	测量血流动力学指标
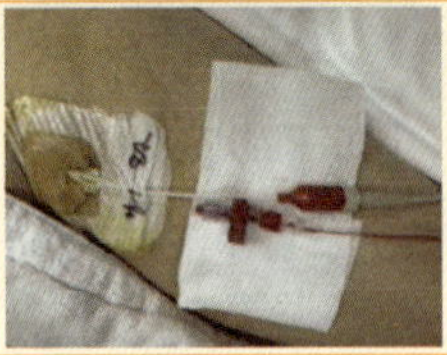	脉搏指示连续心输出量监测	测量血流动力学指标

续　表

图片	名称	临床用途
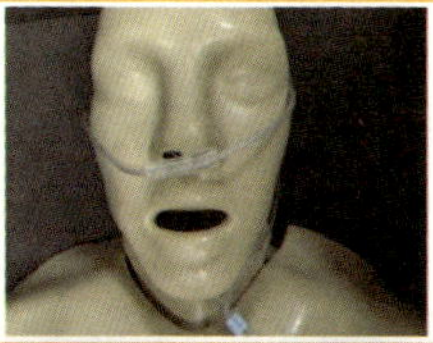	双鼻吸氧导管	可提供1～5L/min的氧流量，低流量、低浓度给氧装置
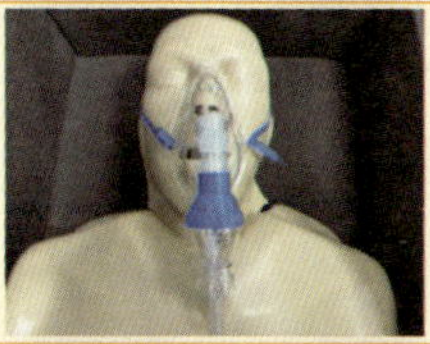	普通面罩	可提供5～10L/min的氧流量，适用于严重的单纯低氧血症患者
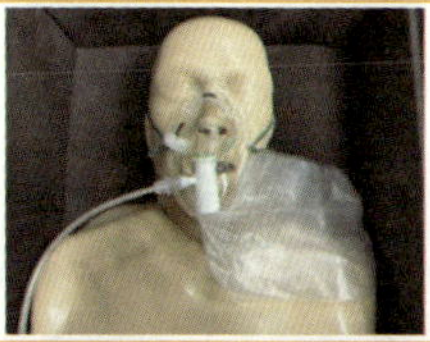	储氧面罩	可提供6～15L/min的氧流量，适用于高流量、高浓度氧疗需求患者
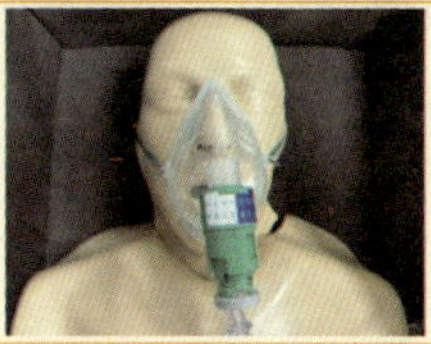	文丘里面罩	可提供2～15L/min的氧流量，适用于低氧血症伴有高碳酸血症的患者，可控制吸入氧浓度的给氧装置
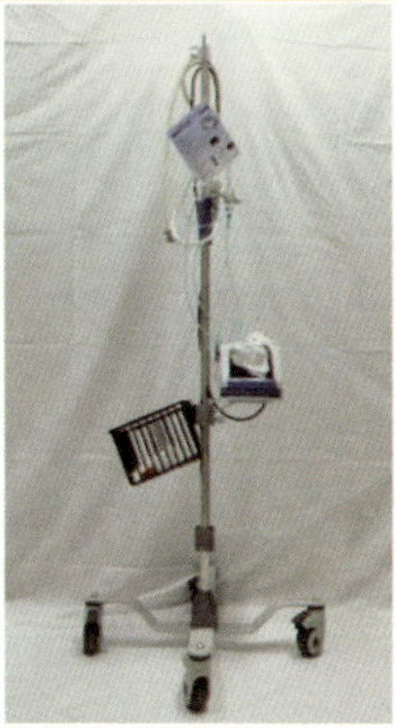	呼吸湿化治疗仪	可提供高流量、精确氧流量及加温加湿的空氧混合气体

续 表

图片	名称	临床用途
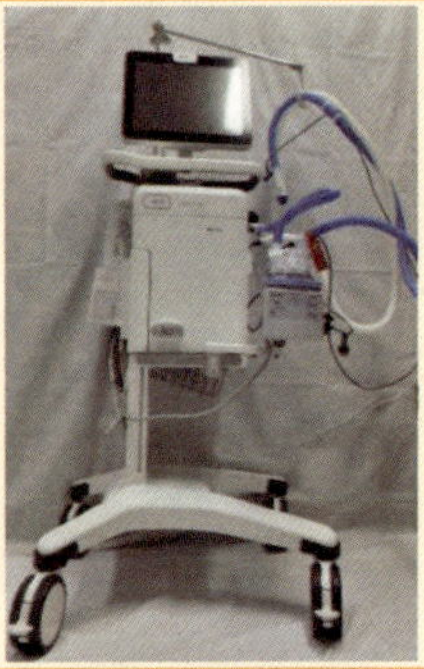	呼吸机	可代替、控制或改变患者的正常生理呼吸，从而实现在患者自主呼吸能力显著减弱的情况下，改善患者呼吸状况，增加肺通气量，改善呼吸功能
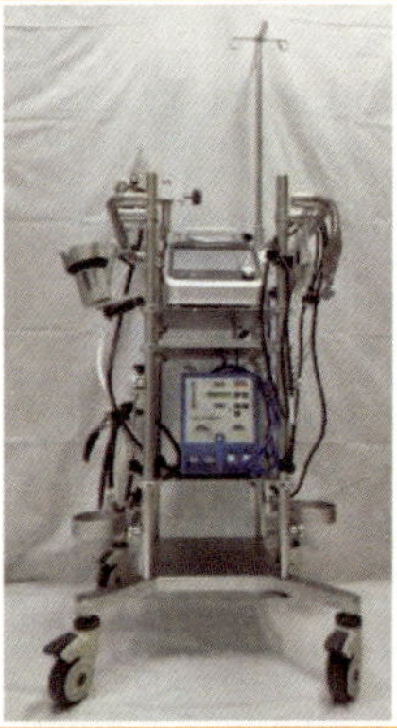	体外膜氧合	一种心肺支持技术，可将血液经机械泵氧合后再将血液灌流回体内，实现长时间的心肺支持
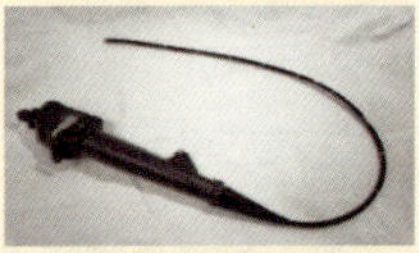	纤维支气管镜	该内镜操作可进入肺内气管和支气管处，传输实时图像，可准确地定位病变以行活检或吸取气道内的分泌物等治疗
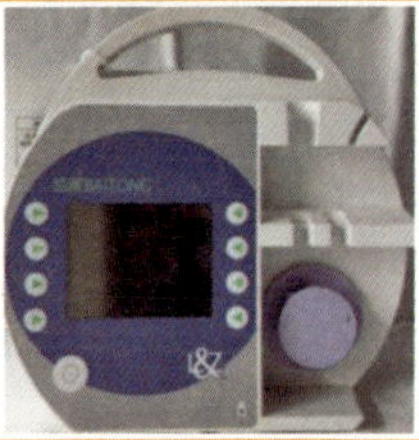	肠内营养泵	可保证恒速予患者肠内营养供给，并配置有专门的加温器装置，保证输注期间恒温滴注，提高患者肠内营养耐受性

续　表

图片	名称	临床用途
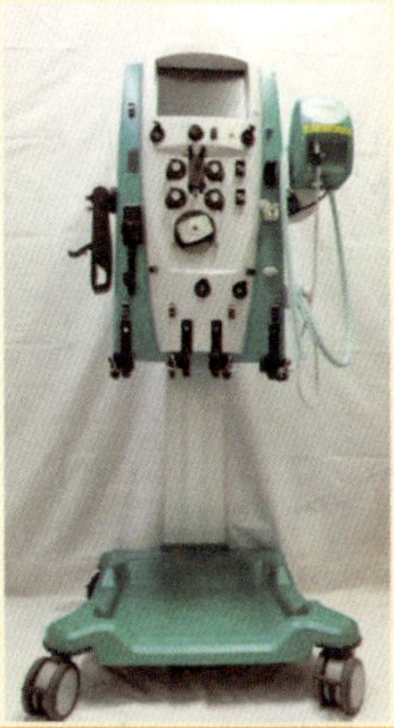	血液净化设备	具有可持续缓慢清除体内溶质或水分、改善炎症状态、精确控制容量负荷及调节免疫功能等优势的血液净化治疗。通过不同的血液净化方式，可有效清除各种有害物质，补充肝脏合成或代谢的必需物质，暂时辅助或替代肝脏相应的主要功能，进而提高患者生存率；为晚期肝病患者实施肝移植手术赢得时间
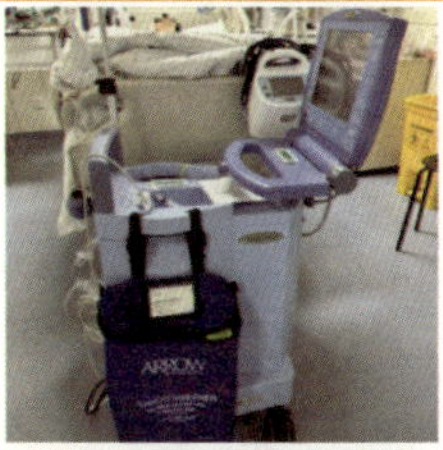 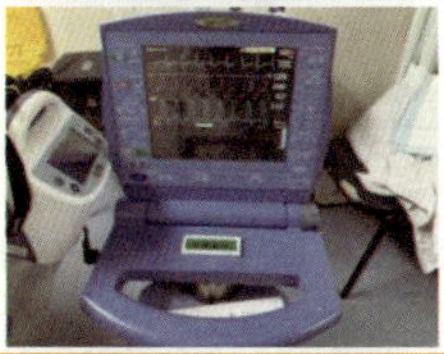	主动脉内球囊反搏	一种搏动泵辅助装置，可达到心脏、循环辅助作用，适用于急性心肌梗死、心源性休克及高危心脏疾病等患者
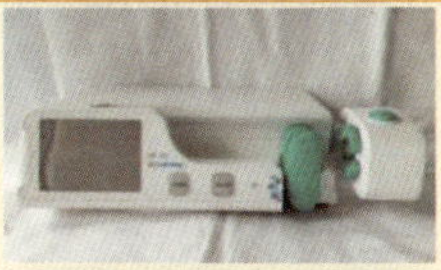 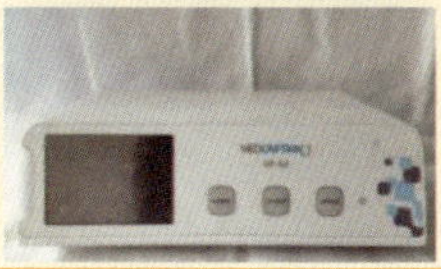	输液泵、注射泵	保持恒定的输注速度和精确的给药量，保证ICU患者精准的药物供给，以及出入量的精准测算

续　表

图片	名称	临床用途
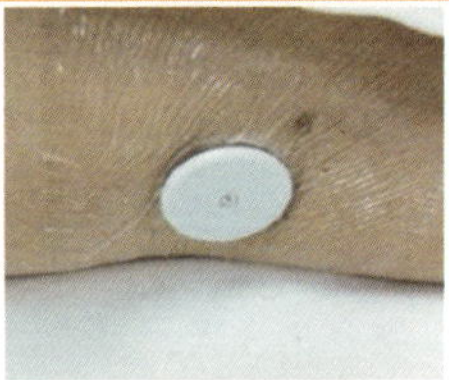	扫描式葡萄糖监测系统	提供实时、全面、可靠的血糖信息及葡萄糖变化特点
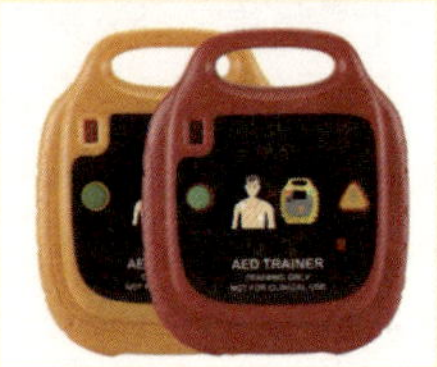	自动体外除颤仪（AED）	自动识别、鉴别和分析心电节律，自动充电、放电和自检功能，可以通过电击心脏使其恢复正常工作

9. ICU 里常见的管道都有什么作用

ICU 井井有条的管道里，每一根都是生命的纽带，蕴含着希望与坚守。它们或深入体内，或连接仪器，看似冰冷的外表下，是医疗团队为患者精心构建的“生命通道”。从维持呼吸的气管插管，到输送营养的胃管；从监测血流动力学的中心静脉导管，到引流代谢废物的导尿管。这些管路如同无声的守护者，精准执行着维系生命的关键任务。它们既是医护团队观察病情的“窗口”，也是患者与时间赛跑的“生命线”。在这里，技术与温度并存，每一根管路都指向同一个目标——为生命争取更多可能。表 2 列举了 ICU 里的常见管道及临床用途。

表 2　ICU 常见管道及临床用途

图片	名称	临床用途
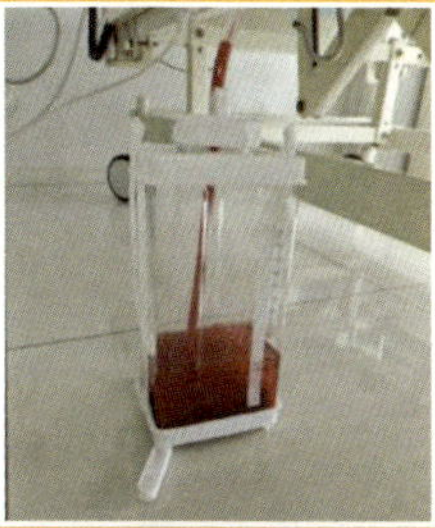	胸腔闭式引流装置	主要用来引流胸腔内积气、血液和渗液，维持胸腔内负压，促进肺复张
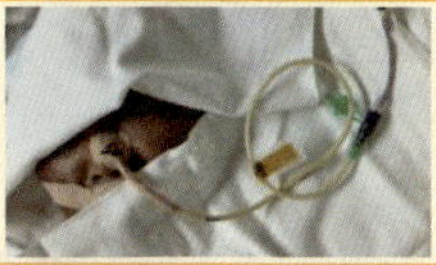	鼻胃管	可用于胃肠减压、给药、肠内营养，以及洗胃等治疗
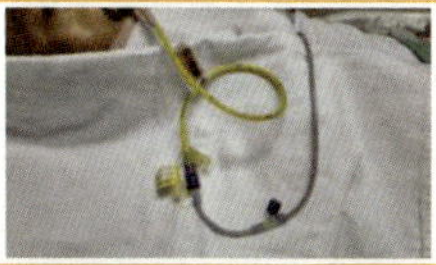	鼻肠管	可用于给药、肠内营养（将肠内营养运送到幽门后）
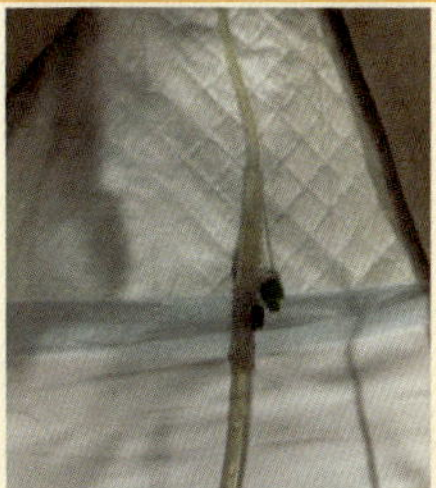	留置导尿管	可为危重症患者准确、及时记录每小时尿量，观察尿液颜色、性状，密切监测患者病情变化；进行尿液检查、尿道或膀胱造影等；某些泌尿系统疾病术后，便于引流和冲洗；会阴部有伤口的患者，保持会阴部清洁、干燥
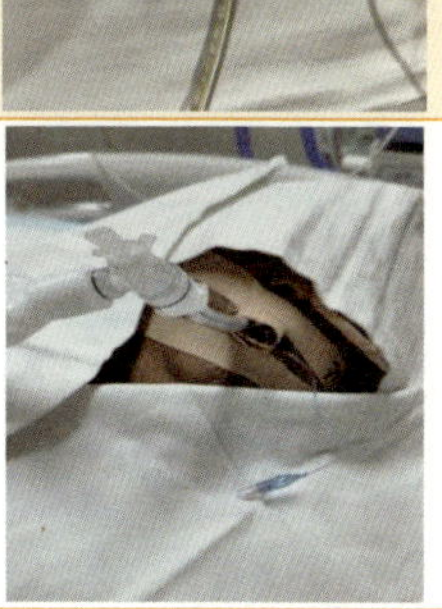	经口 / 鼻气管插管	目的是机械通气、氧疗和清除呼吸道分泌物

续　表

图片	名称	临床用途
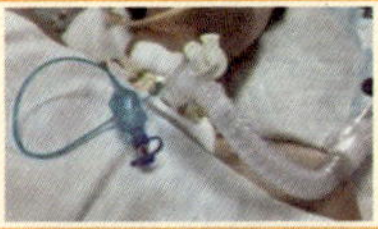	气管切开插管	目的是维持气道通畅、连接呼吸机和进行气道内操作
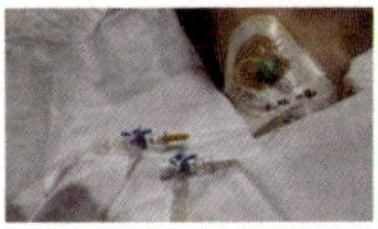	经颈内静脉、锁骨下静脉、股静脉置入的中心静脉导管（CVC）	满足危重症患者快速大量补液、输注血管活性药物维持血流动力学稳定、长期静脉营养支持及反复多次监测中心静脉压进行容量评估等
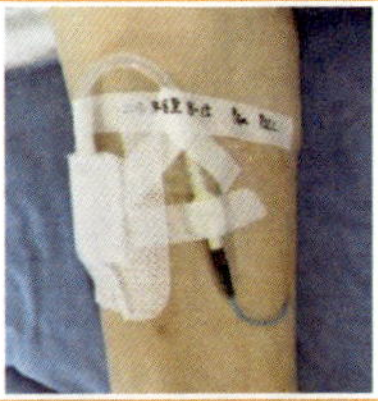	经外周静脉置入的中心静脉导管（PICC）	
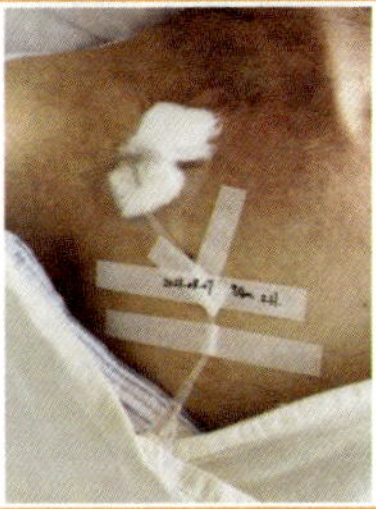	完全植入式静脉输液港（TIVAP）	

10．患者住进 ICU 的费用，医保能报销吗

患者住进 ICU 的费用通常包括多个方面，如床位费、护理费、治疗费（包括药品费、检查费、手术费等）、设备使用费等。由于 ICU 提供了高度专业化的医疗服务和设备支持，费用往往较高，医保虽可部分报销，但具体比例和范围受地区、政策、医院级别及患者身份等多重因素影响，一般无法全额覆盖。特殊

群体如退休人员、学生或儿童可能享受更优惠的报销政策，但总体上，起付线以下和封顶线以上的费用需患者自付，且仅符合医保目录的费用才能纳入报销。

11．为什么医保不能出院立即结账

医保患者的费用结算是由医院住院处进行费用结算后上传至医保中心，经过医保中心审核后才能完成，所以一般不能立即结账。通常需要 1 ～ 3 个工作日。

12．ICU 患者转院的流程是什么

具体内容见图 1。

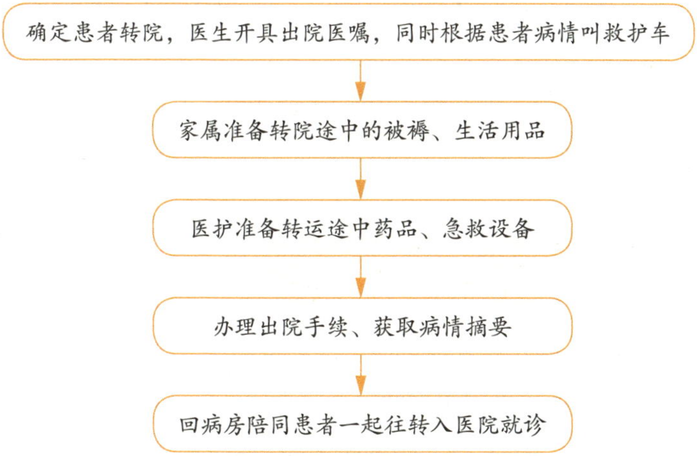

图 1　ICU 患者转院流程

13. ICU 患者如何大小便

ICU 患者大小便管理依病情而异。危重症患者常留置导尿管监测尿量；清醒且能耐受者，使用尿壶或便盆；清醒患者由医护协助床上使用便盆，保持体位适宜以排便；意识不清者则垫看护垫排便，排便后医护人员会及时清理并清洁肛周，必要时保护皮肤。

14. ICU 患者肛周淹红怎么办

尽量避免淹红部位受压，保持局部皮肤清洁、干燥，排便后及时清洁，清洁时减少摩擦，力度轻柔，清洗时避免使用碱性肥皂等清洁物品，清洁后使用皮肤屏障保护产品，起到保护、滋润皮肤作用，同时保护剂可在角质层与潮湿或刺激物之间形成保护层，加快皮肤修复，如溃疡油、硼锌糊软膏、黄连膏配合凡士林纱布等。若肛周皮肤已有破溃，可在医生指导下使用抗菌药物等。

15. ICU 患者为什么总是趴着

让患者趴着的专业术语叫“俯卧位通气”，这是很多危重症患者，尤其是重症肺炎患者的重要治疗手段，是一种安全、简单、经济、有效的治疗方式。患者趴着时，肺组织更容易复张，呼吸会更顺畅，肺里的分泌物也更容易排出，能够改善患者的氧合，从而极大提升患者的预后。

16．ICU 患者为什么总是叫不醒

这种现象一般情况下存在两种原因。一是由于患者大脑本身出现问题（出血、脑梗死等）、严重感染、脏器功能严重受损、内分泌代谢功能严重异常、中毒等，使大脑功能受到严重抑制，导致患者全部或部分意识丧失，对语言或刺激无法做出正常反应或做出异常反应，从而造成“叫不醒”现象。二是为了患者能配合重症诊疗，以及降低代谢水平、减轻痛苦、抑制躁动、缓解焦虑，医务人员会应用镇痛、镇静药物，镇痛、镇静药物的应用也可能出现患者“叫不醒”这一现象。

17．ICU 患者为什么突然迷迷糊糊地胡言乱语

这是因为患者出现了谵妄的症状，当谵妄发生时患者自我感知能力受损，产生意识障碍，会出现记忆力减退、语言障碍、睡眠障碍、精神运动或神经行为异常等症状。谵妄还会呈波动性，夜间加重。但这并不是一种疾病，只是精神状态的改变。

18．ICU 患者谵妄的原因有哪些

临床中促发或影响谵妄的因素多种多样，主要与患者自身

疾病、药物因素和环境因素相关。患者原本有精神神经系统疾病、脑外伤或脑血管疾病，在 ICU 监护治疗时易出现谵妄。老年患者在 ICU 监护中也更易出现谵妄。除此之外，ICU 治疗过程中长时间卧床、机械通气、镇痛镇静药物、持续性的灯光照射、各种仪器的报警声、各种治疗和护理也会导致患者谵妄。

19. ICU 患者发生谵妄后对今后会有影响吗

一般情况下没有影响。患者发生谵妄后，医护人员会立即明确病因，及时去除易感因素或诱发因素，会进行全方面的对症支持治疗，必要时进行药物治疗或手术治疗，同时积极预防并发症，从而满足患者的日常生活所需。对于有谵妄的患者，可使用抗精神类药物控制。患者的谵妄症状常在转出 ICU 后明显好转。

20. ICU 患者为什么会感到口渴

ICU 患者口渴的根源在于多因素交织。环境干燥致水分蒸发快，疾病引起体液失衡与流失，药物与治疗手段影响水平衡，以及精神压力下的生理反应。医护需全面评估并干预这些因素，以缓解患者口渴，提升舒适度与治疗效果。

21. ICU 患者住院期间能下地活动吗

ICU 患者在血流动力学稳定及血氧水平允许的情况下可下地活动。患者早期下床活动可降低呼吸机相关性肺炎、下肢深静脉血栓、ICU 获得性衰弱、谵妄等并发症的发生率。下地活动能减少机械通气时间、提升肌力、改善预后、减少住院时间。因此患者在病情允许时可下床活动，但要遵循循序渐进的原则，先床上活动，再床旁活动，后床下活动。下床活动前要评估好患者生命体征、肌力情况，安放好重要的管道，协调好陪同人员。绝对禁忌证患者禁止下床，如急性心肌梗死、颅内压升高、骨盆骨折、肢体制动等疾病患者。

22. ICU 患者如何进行口腔清洁

ICU 患者的口腔清洁至关重要，护士会每日至少为患者进行两到三次全面的口腔护理。护理过程中，会根据患者的具体病情和口腔状况，选用合适的工具（如棉球或软毛牙刷）轻柔刷牙，同时选择适宜的清洁溶液（如无菌水、特定漱口水或医嘱指定的药液），确保每次刷牙时长不低于两分钟，操作时特别注意避免触碰牙龈。刷牙后，会使用无菌生理盐水或指定漱口水彻底冲洗口腔，去除残留物。此外，还会利用负压吸引装置仔细清除口腔内的分泌物、碎屑及残余溶液，保持患者口腔的清洁与舒适，预防感染。

23. ICU 患者怎么和家属进行交流

ICU 患者与家属交流方式多样：未插管或气管切开者可直接言语沟通；不能言语者可用写字板、图片卡表达需求，如翻身、饮水等（图 2），并辅以目光、表情交流，或在患者插管前预设肢体语言，如眨眼示痛、拇指示便意等，以便顺畅交流。

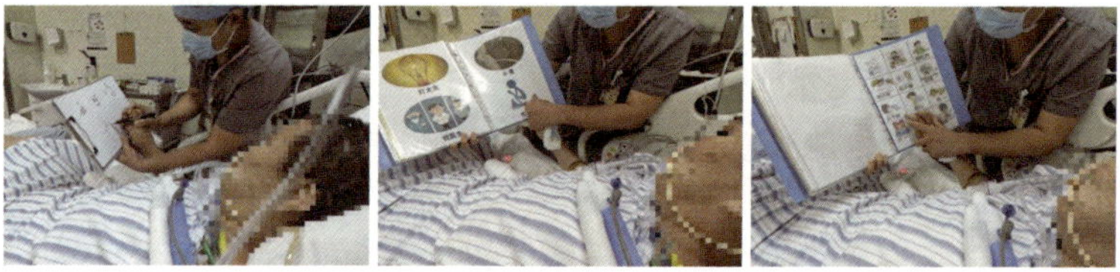

图 2　用图片卡与家属沟通

24. ICU 患者能听见家属说话吗

当处于深昏迷或深度镇静状态下时，患者的精神意识状态和认知水平降低，对外界的声音是无法感知的。当处于浅中度昏迷或轻度镇静状态下时，患者精神意识状态和认知水平降低较少，对语言有相应反应，但可能无法理解或回应这些言语。当处于清醒无镇静状态下时，患者精神意识状态和认知水平处于较高水平，对语言有相应反应，能听见家属说话，一般情况下能与家属正常交流。

25. ICU 患者为什么会全身水肿

ICU 患者全身水肿可能由于药物副作用、肾功能不全、低蛋白血症、心功能不全、肝硬化、内分泌系统疾病及颅内压增高等多种复杂因素导致，需综合评估患者情况，针对性采取药物治疗、营养支持、手术干预等措施，以缓解水肿症状。

26. 为什么不给 ICU 患者盖厚被

被子过厚易导致患者过热、出汗多、水分流失快，影响体温调节。过度保暖可能加重病情，增加感染风险。保暖措施需个性化制定，需根据患者情况，被子可选轻薄但保暖的，以提高患者舒适度，促进病情恢复。出于对患者健康和舒适考虑，医护会结合患者实际和心理需求，给予全方位关怀，促进患者康复。

27. 为什么老给 ICU 患者翻身

首先，翻身可预防压疮，减轻皮肤受压部位的压力，促进血液循环。同时，翻身有助于改善呼吸，减少痰液存积，使呼吸更顺畅。定期翻身还能活动肌肉，预防关节僵硬，对康复有益。

28. 为什么有些 ICU 患者说医务人员使劲拍打他后背

拍打后背其实是在叩背排痰，可帮助患者松动气管、支气管和肺内分泌物，使痰液更易咳出，呼吸更顺畅，对肺部感染控制有益，能防肺泡萎缩和肺不张。此方法效果显著。不同的患者对拍背的反应不同，医务人员在拍背时会注重患者感受，调整力度和频率。

29. ICU 患者不会咳痰怎么办

自主咳痰是清除呼吸道分泌物的重要过程。正确的咳痰方法包括：取坐位深吸气后屏气，身体前倾进行有力咳嗽；或侧卧位时由医护人员叩击背部辅助排痰。对意识不清者，医护会采取吸痰、翻身拍背等措施。同时，医生可能使用雾化药物，并保持室内清洁、湿润，以促进痰液有效排出，保持呼吸道通畅。医生还会根据肺部痰液情况在可视纤维支气管镜下吸痰等。

30. ICU 患者为什么一定要吸痰

ICU 患者因病情危重、意识不清或咳痰无力，口腔分泌物和痰液易积聚在咽喉部，其中所含致病菌误吸入肺部，会导致肺炎和呼吸障碍。吸痰能及时清除痰液，保持呼吸道畅通，改善呼吸功能，降低感染风险，对感染患者还有助于清除病原，促进康复。因此，吸痰是 ICU 治疗的关键措施。

31．ICU 患者病情这么重，为什么还要运动

在医生评估病情允许的情况下，早期、适量运动对危重症患者至关重要。运动能改善心肺功能，预防血栓、肌肉萎缩和关节僵硬，提升生活质量，并改善心理状态。个性化运动方案（如床上脚踏车、床旁高坐、床旁坐轮椅、床旁站立等）由 ICU 医护与康复科医生共同制定，专业医护和康复师指导，能确保安全，其对 ICU 患者康复至关重要。

32．ICU 患者床头为什么要摇那么高

病床床头摇高有多重好处。最重要的好处是防止误吸；其次降低膈肌，增加胸腔容积，有助于患者呼吸改善；此外减轻心脏负担。摇高床头可以使腹部手术患者减轻伤口张力，缓解疼痛，促进伤口愈合；还能提升患者舒适度，加速康复进程。医护人员会根据病情调整床头角度，确保安全性和舒适度。

33．ICU 患者不能用嘴进食，那吃饭怎么办

危重症患者无法进食时，医护人员会制定个性化营养方案，包括肠外营养和肠内营养。肠外营养适用于刚刚进入 ICU、急性感染期或肠道受损的患者，用输液的方式从静脉补充营养；

肠内营养一般通过鼻胃管或者鼻肠管，将特制营养液直接输入胃里或肠道。同时，关注水分摄入和口腔护理，调整营养方案以促进康复。

34. 家属能给 ICU 患者送大补汤吗

大补汤可能不适合 ICU 患者，因其成分可能加重消化负担、影响病情。患者饮食应由专业团队定制，家人可与医生沟通，选择合适的方式补充营养，确保安全和营养均衡。

35. 气管切开患者可以用嘴吃饭、喝水吗

气管切开患者可以用嘴正常饮食，但需谨慎。由于喉部结构变化，食物和水误入呼吸道的风险增加。进食时应采取半卧位或坐位，细嚼慢咽，避免大口吞咽。必要时，可充盈气管导管周围的气囊以封闭气管。若遇吞咽困难或呛咳，应立即停止进食并通知医护人员。

36. 气管切开患者可以说话吗

气管切开患者因手术改变喉部结构而暂时失声，但可通过使用语音瓣膜辅助发声，结合呼吸、声带振动及构音器官的康复训练，逐步恢复说话能力。其间需保持气道通畅，避免用力过猛，并定期检查。同时，手势交流和心理辅导也是重要的辅

助措施。整个恢复过程需医生、言语治疗师及家人的支持。

37. 气管切开患者永远都需要保留气管套管吗

气管套管保留与否与最初气管切开的原因密切相关。部分患者经过一段时间的康复治疗后，医护人员采用意识水平判断、呼吸肌肉力量测定、停机或堵管试验、气道分泌物评估、吞咽能力及咳嗽能力等一系列检查评估能否拔管。当然，一部分通过康复治疗仍难以达到拔管指征的患者可能需长期留置气管套管生存。

38. 长期气管切开的患者需要一直在 ICU 治疗吗

不需要。部分气管切开患者存在无法撤机的情况，但这并不意味着需要一直在 ICU 治疗，当患者达到可转出 ICU 的条件时，可在专业康复护理机构进行过渡治疗，最终达到可进行居家护理和康复训练，可维持家庭机械通气治疗，显著增加舒适性并减少费用。目前家庭式呼吸机已在市场上广泛应用，为广大患者回归社会与家庭带来了福音。

39. 机械通气患者只能躺在床上吗

不是。在 ICU，医护人员会为机械通气患者进行早期活动，包括床上被动活动和主动活动，即床旁坐立、体位改变、床上蹬车等，以防止患者出现肌肉失用性萎缩、深静脉血栓及呼吸机相关肺炎等情况的发生。

40. 为什么拔完气管插管后患者总是说嗓子疼

拔气管插管后咽喉疼痛常见，因插管时损伤黏膜，插管期间黏膜干燥及管道压迫所致。此疼痛多为暂时性，随黏膜恢复而消失。若疼痛持续不减，应及时告知医生以获进一步诊疗。

41. 为什么拔完气管插管后患者说话声音沙哑

声音沙哑是气管插管常见的并发症。声音沙哑主要与长期气管插管导致声带受压及喉部肌肉疲劳或功能失调有关。一般不需要特殊治疗，大部分患者拔管后很快可以自愈。如果拔管后长时间声音沙哑，要及时就医，进行进一步检查。

42. 为什么拔完气管插管后患者喝水总是呛咳

这是拔管后吞咽障碍的一种表现。原因有很多，与患者插管的时间、认知、创伤、神经肌肉都有关系。气管插管可能对喉部黏膜造成刺激，影响喉部感觉和运动功能，还可能导致声带暂时性闭合不全，无法有效防止水进入气道，长时间的气管插管会引起吞咽肌肉疲劳，导致吞咽不协调，吞咽反射延迟，以上原因均会引起喝水呛咳。

43．拔完气管插管后患者可以立即喝水吗

不能。拔完气管插管后需要先观察患者的各项生命体征，两个小时后，如果没有问题，医生评估不需要再次插管，可以少量喝水。

44．拔完气管插管后患者可以吃什么样的食物

拔完气管插管后患者的吞咽功能逐渐恢复，且没有咽喉肿痛等不适症状时，可在医生的指导下适当吃一些清淡的流食，如小米粥、牛奶、面汤等。随着疾病的恢复，可逐渐过渡到半流质、软质食物。同时需要注意刚开始进食时应避免过快，以免发生呛咳等不适。

45．拔完气管插管后患者怎么预防吃饭呛咳

首先要给患者一个安静的进餐环境，让患者专注于吃饭。让患者 90°坐直后再吃饭，如果不能坐直，可以半躺着，但是脖子要往前，不能仰脖子，小口吃饭。喝水时可以用矮杯，这样喝水可以避免头过度后仰，引起呛咳。不要用吸管喝水，吸管喝水需要非常复杂的口腔肌肉配合，无法很好地控制液体量，容易呛咳。液体食物可以加冻粉制成果冻或杏仁豆腐样；在口中不宜成块的食物，可以勾芡；鱼、肉、蔬菜可以切成小块，与鸡蛋一起蒸成鸡蛋羹。

46. 哪些锻炼方法有助于患者吞咽功能的恢复

平时可以让患者多做一些“龇牙咧嘴”的动作，比如缩唇、噘嘴和呲牙、交替发长音“a-u-i”、吹纸片 / 蜡烛 / 口哨等，还可以让患者鼓腮，并保持 3 ～ 5 秒；做吸吮手指的动作，也需持续 3 ～ 5 秒。对于口腔感觉较差的患者，可以使用冰棉棒刺激或冰水漱口，或者用柠檬酸刺激舌根。对于吞咽功能长期不能恢复的患者，要及时就医，由康复治疗师提供专业的康复锻炼。

47. 为什么躺的时间长了，ICU 患者臀部的皮肤会被压坏

躺的时间长了，被压坏的其实是骶尾部的皮肤，也就是咱们常说的尾巴骨的皮肤。这是因为皮肤软组织长时间承受“压力”，容易导致局部皮肤的缺血、破溃、坏死，也就是我们常说的压疮。

48. ICU 患者哪些地方的皮肤最容易压坏

压疮多发生在没有肌肉包裹或肌肉层较薄、缺乏脂肪组织保护又经常受压的骨隆突处。平躺时，最容易压坏的是枕骨（后脑勺）、肩胛骨（蝴蝶骨）、手肘、骶尾（尾巴骨）、足跟（脚后跟）等地方皮肤；坐着时，最容易压坏的是坐骨皮肤；侧卧时肩、股骨（髋骨）和内外踝皮肤最容易被压坏。

49. 如何防止 ICU 患者皮肤被压坏

对于卧床或坐轮椅的人，照顾者要每 1 ～ 2 小时给患者更换一次体位；仔细检查皮肤，查看受压部位有没有发红、发紫或其他颜色变化；保持皮肤、床单的干燥清洁，弄湿后尽快更换；用保护罩或枕头垫在骨头突出部位下面，还可以使用专门的床垫或轮椅垫缓解压力；加强患者的营养，可以给予高蛋白、高维生素的饮食，注意少食多餐，控制糖尿病等压疮易发的危险因素。

50. ICU 患者皮肤压红了，甚至破皮了怎么办

首先要增加翻身的次数，减少压红皮肤的受压时间；其次要加强皮肤保护，避免摩擦、潮湿和排泄物对皮肤的刺激，可以贴一些皮肤保护膜；还要加强营养，可以给予高蛋白、高维生素的饮食。

一般经有效的减压后，大多数压红会消退，皮肤恢复正常；如果患者的皮肤出现水疱，不要撕破表皮，等待水疱自行吸收；如果皮肤出现破溃甚至流脓、有异味，要及时到医院就诊，让医护人员进行专业处理。

51. 什么是约束

约束是限制患者的身体活动，以预防患者因各种原因导致

的自我伤害或对他人的伤害。在 ICU 中，常见的约束包括使用约束带固定患者的手腕或脚踝，以及使用床栏防止患者跌落。这些措施的目的是确保患者安全。

52. ICU 患者能不能不约束

适当约束非常有必要。ICU 患者身上的管子本来就比较多，也都特别重要，若不经意或睡觉时拔了，那生命安全会受到严重威胁，适当约束一下，保证患者安全，是非常有必要的。医护人员会定期观察约束部位，在保证有效约束的情况下，不会因勒太紧、勒太久造成伤害。

53. ICU 患者约束后不能翻身了，怎么办

不要担心，医护人员每 2 小时都会给患者翻身、变换体位，尽可能让患者感到舒适。

54. ICU 患者病情好转了是直接回家吗

不一定，这需要根据具体情况决定。如果还需要进一步治疗，可能会安排到其他病房或其他医院。很少一部分人病情稳定，没有特殊的治疗，可以直接回家。如果是直接回家，也不用特别担心，医护人员会提供详细的出院指南，帮助患者正确地进行康复和自我管理，避免病情恶化或复发。

55. 患者转出 ICU 的标准有哪些

患者转出 ICU 由主管医生决定，依据病情稳定程度，无须药物和仪器支持且器官功能稳定时考虑转出。特殊情况需遵循医生专业判断，确保患者安全。

56. 患者转出 ICU 后，日常生活中需要注意哪些问题

首先要注意休息，保持心情舒畅，避免情绪激动和剧烈运动；合理饮食，多吃水果蔬菜，保持大便通畅，必要时可使用缓泻剂或灌肠剂；遵医嘱按时、按量服用降压药物、抗癫痫药物；不可随意减量或停药；最重要的是注意安全，不要单独外出或锁门洗澡，以免发生意外时影响抢救。

57. 患者转出 ICU 后，饮食上还应注意哪些问题

补充富含蛋白质、热量、维生素、钾、钙的食物；避免进食干硬、粗糙食物；进食前充分休息或服药后 15 ～ 30 分钟产生药效时再进餐，且尽量选择坐位进餐；出现吞咽困难、饮水呛咳时，不能强行服药和进食，以免导致窒息或吸入性肺炎，必要时遵从医护人员的安排，留置胃管以保证正常服药和营养。

58. ICU 患者出院后需要复诊吗

需要。危重症患者在出院后需要进行定期的随访和复查，以评估康复状况和调整治疗方案。家属要协助患者按时进行复查，如血常规、肝肾功能、心电图等检查。同时，家属还要关注患者的生活习惯和心理状态，及时发现问题。如有不适，及时就医。

59. ICU 患者出院后能回归社会吗

随着 ICU 患者的生存率升高，回归社会的 ICU 生存者也不断增加。但是从 ICU 出院到回归社会常常需要经过相对漫长的康复过程，需要患者、家属、医生、康复治疗师还有心理治疗师的共同努力，通过系统的康复训练，帮助患者恢复正常功能，回归社会。

二 监护治疗

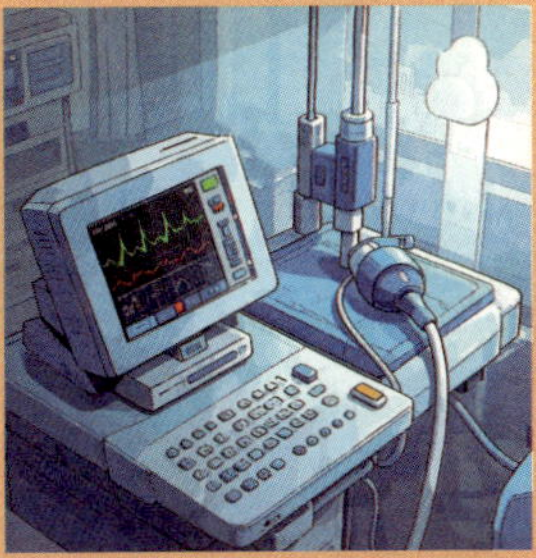

60．床旁超声的发展史

超声的发明人是英国苏格兰格拉斯哥大学的伊恩·唐纳德教授。早期的超声检查依赖于大型设备且需要专业的超声技师在超声科室内进行。随着急诊医学和重症医学的发展，对即时、便捷的医疗影像检查需求日益增加。床旁超声小巧轻便，可以直接推至患者床边进行检查，避免了危重症患者因移动可能带来的风险。

61．床旁超声的工作原理

床旁超声通过发射超声波并接收回声信号，利用信号处理和成像技术生成实时图像，帮助医生在床边快速诊断和指导治疗。因便携性、实时性和无创性使其成为现代临床医学中的重要工具。

62．床旁超声检查对医生和患者的帮助是什么

危重症患者的病情往往复杂且变化迅速，床旁超声不仅实时性强，还具有无创、可重复的特点，能够迅速获取患者的关键诊断信息，如可以实时监测患者的血流动力学变化、肺部状况等，帮助医生及时调整治疗方案，如调整补液量、使用血管活性药物或进行介入治疗等。在紧急情况下床旁超声还可以引

导有创操作，如血管置管、胸腔穿刺置管等，提高操作的成功率和安全性。

63. X 线的工作原理

X 线机能够产生 X 线。这种 X 线具有很强的穿透能力。这些射线经过人体不同组织后强度会发生变化，探测器就会根据接收到的 X 线的强度信息形成相应的影像。这些影像可以快速地显示在设备的屏幕上，让医护人员直观地看到人体内部组织的大致结构，比如骨骼的轮廓、肺部的阴影分布等情况。

64. X 线的发展史

1895 年德国物理学家伦琴意外发现一种能够穿透物体并在荧光屏上形成影像的未知射线。他将这种射线命名为“X 射线”，意为未知的射线。伦琴拍摄了他妻子手的第一张照片，是历史上第一张人体 X 线影像。经过百余年的技术进步，X 线已成为医学领域不可或缺的工具，用于医学影像和放射治疗，为人类健康和社会发展做出贡献。

65. 床旁 X 线检查对医生和患者的帮助是什么

X 线就像医生的“透视眼”。对于那些病情严重、无法移动到放射科进行检查的危重症患者来说，床旁 X 线片可以直接在病床边进行拍摄。它能帮助医生快速查看患者的肺部情况。比如说，看看有没有肺炎，是单侧肺部发炎还是双侧都有问题，炎症的范围大不大。

66. 床旁 X 线检查在患者突发紧急情况下的重要性

在一些紧急情况下，比如患者突发呼吸困难，床旁 X 线检查可以迅速判断患者的肺部是否存在气胸，也就是肺部有没有破个小口，让空气跑到胸腔里去了，这可是会严重影响呼吸的。

对于心脏方面，它可以显示心脏的大小和形状是否正常。如果心脏变大了，可能提示患者存在心力衰竭等心脏疾病。

67. CT 的发展史

20 世纪 60 年代末到 70 年代初，英国工程师亨斯菲尔德设计并制造出了第一台医用 CT 原型机。20 世纪 90 年代，螺旋 CT 技术出现，并从 20 世纪 90 年代后期沿用至今。

68. CT 的工作原理

CT 就像给人体内部“切面包片”一样拍照，让 X 线从人体周围无数个角度穿透，探测器记录下每次穿透后的“影子”，然后由计算机根据这些“影子”信息，精确地反推并绘制出人体内部一层层的详细结构图，让医生能更清晰地观察人体内部细节，是诊断疾病、评估创伤的利器。

69. CT 检查对医生和患者的帮助是什么

CT 更像一位“超级侦探”一样，把患者身体内部的情况看得更清楚。对于危重症患者，有时候病因很难判断，CT 检查可以帮助医生快速了解身体各个器官的状况。

比如患者呼吸困难，CT 检查可以更详细地显示肺部的病变。对于重症脑部疾病患者，CT 可以查看大脑里的结构，比如有没有出血，有没有肿物的压迫。在腹部，它能检查肝脏、脾脏、肾脏等重要器官。CT 检查可以为治疗提供重要的依据，医生可以根据 CT 图像制订更准确的治疗方案。

70. 冠脉 CTA 的工作原理

冠脉 CTA 是一种利用多排螺旋 CT 对冠状动脉进行成像的技术，患者躺在 CT 检查床上，通过外周肘静脉注射含碘的造影剂。造影剂会随着血液循环流经冠状动脉，使冠状动脉在 X 线下的显影更加清晰。

71. 冠脉 CTA 检查对医生和患者的帮助是什么

当患者出现心脏不适的相关症状时，医生通过冠脉 CTA 这个检查能够快速识别并检测出冠状动脉狭窄病变并进行量化分析，提高诊断的效率和准确性。

72. ICU 患者脖子里插根管子是干什么

在重症监护中，医生有时会为患者脖子插管子建立血管通道，其作用主要有以下几点：首先，可精确监测心脏和血液循环状况；其次，可直接输送药物或营养液以维持生命；此外，管子还可用于特殊检查或治疗，如麻醉、药物注射和血管造影；血管造影中，注入造影剂使血管结构更清晰；还可进行人工心肺替代治疗、血液透析和抽血等，让医生全面了解病情和治疗效果。

73. 什么是中心静脉导管

中心静脉导管是重症监护室常见的管道，由患者颈部或腿部的静脉穿刺进入，然后沿着静脉系统到达所需要的位置。可监测血流动力学、用作输液通路或透析通路。

74. 中心静脉导管在院期间如何维护

在院期间，护士会根据敷料的种类确定敷料及固定装置的更换频率，透明敷料每 7 天更换一次。若穿刺部位发生渗液、渗血及敷料出现卷边、松动、潮湿、污染、完整性受损时，会及时为患者更换敷料。当患者穿刺部位渗液或患者大量出汗需要用到纱布敷料时，护士则会至少每 2 天为患者更换 1 次。

75. 中心静脉导管什么时候拔除

中心静脉导管的拔除需要在专业医护人员的评估完成后进行，一般在患者的治疗不需要该血管通路、管道阻塞等原因导致导管功能丧失、导管位置异常、怀疑导管相关血流感染时，需要拔出导管。

76. 什么是输液港

输液港由一根导管和港体组成，整个导管及港体完全埋入皮下，通常港体留在胸壁或上臂，医生会根据患者的体型、血管条件等来选择植入的位置。输液港可以在体内长期放置。

使用的时候，护士将无损伤输液针头扎入皮肤下埋置的港体内，药物通过港体进入导管至中心大静脉中，防止刺激性药物对外周血管的损伤，通过它可以完成反复给药、采血、输血、肠外营养输注等。

77. 输液港为什么要搭配无损伤针

无损伤针的特别之处在于其针尖的设计。普通针头穿刺输液港时会损伤穿刺隔膜，破坏密闭性，进而增加药物外渗的风险；而无损伤针有一个折返点，其成芯作用使得针尖在穿刺过程中不会损伤穿刺隔膜，能有效防治隔膜穿刺损伤致漏液及切削造成的微粒堵塞导管和血管的不良事件发生。

78. 输液港置管后有哪些注意事项

保持伤口敷料清洁、干燥，勿自行揭开。注意敷料状态，遇渗血、渗液或潮湿立即报告医护人员。术后减少置港侧肢体活动，避免压迫拉扯，促进愈合。术后疼痛多为正常，难忍时告知医护人员。输液时若穿刺部位不适，立即通知护士，并避免碰撞、压迫港体及剧烈运动。妥善保存输液港识别卡或手册，以备后续维护。

79. 什么是 PICC

PICC（经外周静脉穿刺的中心静脉导管）是一条柔软有弹性的细长导管，由患者肘窝附近或者肘窝上的静脉穿刺进入，然后沿着静脉系统到达所需要的位置，它在体内最长可留置一年。

80. PICC 置管后有哪些注意事项

PICC 置管后须注意：当天避免置管侧手臂过度弯曲，可适当抬高并做手腕转动等小活动以促进血液回流；学会观察手臂臂围变化及穿刺点周围情况，一旦发现红、肿、热、痛等不适立即告知医护人员；保持敷料清洁，勿自行撕下贴膜，有松动或潮湿时请护士更换；避免该侧手臂提重物（不超过 5kg）及剧烈活动，以防导管移位；在护士指导下进行适度功能锻炼，促进血液循环，减少血栓风险，并延长导管使用寿命；妥善保管 PICC 相关信息手册，便于出院后维护。

81．ICU 患者身上乱七八糟的线有什么用

这些线如同生命守护线，包括医疗设备导线与管道，对治疗与生命安全至关重要。它们监测心跳、血压、血氧；输送药物与营养，增强疗效；保障患者呼吸顺畅。医护人员会严密监控它们，确保治疗顺利进行。

82．ICU 患者扣住面罩还能喘气吗

当然能！戴上面罩后，呼吸可能稍感不适，但请放心，面罩上有很多小孔，空气可以自由流动，仍可正常呼吸。如果面罩连着呼吸机，它会帮患者呼吸得更稳定，不再憋闷。所以，别担心，患者可以像平时一样呼吸。

83．心电监护仪上的数字和字母都代表什么

心电监护仪上显示的含义见表 3。

表 3　心电监护仪显示含义

英文缩写	含义
HR	心率
SpO_2	血氧饱和度
ABP	有创动脉血压
NBP	无创袖带血压
RR	呼吸频率

84．什么是有创血流动力学监测

有创血流动力学监测，是一种高度精准的医疗监测技术。它巧妙地利用体表微小切口，将纤细导管送入心脏周边或血管内，这一操作犹如为心脏与血管系统安装了一个“实时监视器”。通过这个“监视器”，医生能够深入、准确地掌握心脏泵血功能、血管阻力及血容量等关键生理指标，仿佛为它们进行了一次细致入微的“精密体检”。在整个治疗过程中，医护人员将密切监视这些指标，确保它们维持在最佳范围内，从而优化治疗决策，保障患者的心脏与血管健康。

85. 为什么需要监测有创血流动力学指标

在 ICU 患者管理中，监测有创血流动力学指标至关重要，因病情复杂多变，常伴内环境失衡、多器官功能衰竭及血流动力学不稳。无创监测虽便捷，但早期监测效果有限，难以捕捉细微变化。故实时、连续、精确的有创监测尤为关键，它让医生即时全面掌握患者心血管状态，精准评估病情并制定治疗策略，同时持续监测助力疗效评估与方案调整，对提升救治成功率、改善预后具有不可估量的价值。

86. 什么是中心静脉压

中心静脉压是血液从全身回归心脏右心房时的压力。这个数值不仅揭示了心脏右侧的工作强度，还反映了体内循环血量的充盈程度。若中心静脉压偏高，可能预示着心脏功能受损，如右心负担过重或功能衰退；而偏低则可能意味着身体“口渴”，血液总量不足。医生正是根据这个指标，灵活调整治疗中的补液策略，确保既不过度增加心脏负担，也不让身体缺水。因此，了解中心静脉压，对我们配合医生治疗、促进康复至关重要。

87. 什么是有创动脉血压

有创动脉血压导管，它能实时、连续、精确地监测血压

（图 3）。它相当于危重患者的“哨兵”，可以监测患者病情的严重程度。当血压明显升高或者明显下降时，能够及时地给予处理，以免导致严重的不良后果。

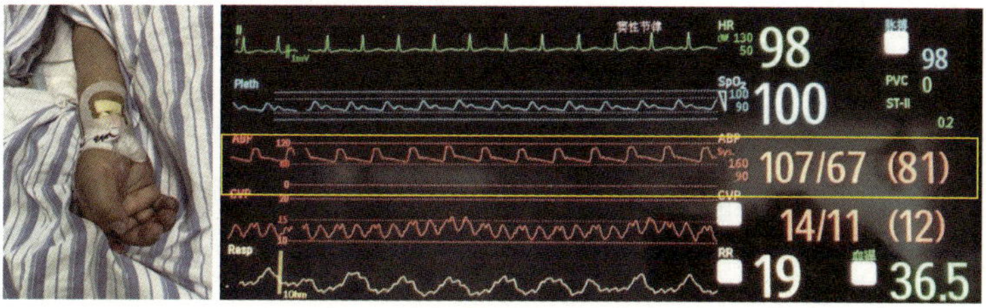

图 3　监护仪中的动脉血压

88. 动脉导管伤口处多长时间换药

伤口的敷料更换需视情况而定：当敷料被污染、浸湿、松脱，伤口出现感染症状、疼痛加剧、出血或渗血时，应立即更换并妥善处理，必要时调整治疗方案。患者需保持伤口清洁、干燥，医护人员则需密切观察伤口状况，确保愈合顺利。

89. 什么时候拔除动脉导管

当患者处于危重状态，发现外周动脉导管有感染（红肿、渗出）、功能异常（无回血、移位）或伴不明原因发热，且与导管相关时，将及时拔除并视需更换。若患者病情稳定且不再需要导管，将立即拔除以减少风险。

90．拔除动脉导管后有哪些注意事项

听从医护人员指导，桡动脉拔管后需按压 5 分钟，有促凝血功能障碍问题的患者延长按压时间至 10 分钟，如持续渗血，继续按压 5 分钟后再次检查，直至不出血为止。按压过程需要按压者用力压住动脉穿刺处，所以会有疼痛等不适感。拔除导管后若发现穿刺处有鼓包（血肿）或者感觉穿刺侧肢体冰凉，及时联系医护人员。

91．什么是气管插管

气管插管是 ICU 中的重要抢救措施之一，是指将一种特制的气管导管通过口腔或鼻腔，经声门置入气管的技术。可以使患者气道快速开放，采取措施后有效呼吸，从而为患者的下一步治疗提供机会。

92．气管插管的呼吸危重症患者需要持续深度镇静吗

对于深度镇静的呼吸危重症患者，医护人员经过评估，会每日为患者短时间停用或减量镇静药物，使患者逐渐清醒，以完成呼唤睁眼、遵指令活动眼睛、握手和伸舌等简单指令活动。目的是达到和维持浅镇静，减少镇静药物体内蓄积，有助于缩短患者插管时间，改善预后。

但是，对于特别重的呼吸衰竭或休克患者，医生还是会根据情况不进行每日唤醒的。

93. ICU 患者都需要做纤维支气管镜吗

不是，纤维支气管镜的适应证主要涵盖诊断与治疗两方面。诊断上，用于不明原因肺炎、咯血、肺部肿块或结节等取样确诊；评估支气管异物、瘘管、软化及撕裂伤，以及评估咳嗽与人工气道并发症。治疗上，则用于清除气道黏液或异物、困难气道插管、气道内肿瘤减容术、气囊支气管成形、支架监测、支气管热成形及活瓣放置等。

94. 行纤维支气管镜操作时，管子进入患者肺里会很痛苦吗

在进行纤维支气管镜检查或治疗前，操作者经专业评估后，会对患者采取镇静、局部麻醉或者全身麻醉，此时患者会进入镇静状态，故检查过程中患者不会有很痛苦的感觉。

95. 什么是鼻肠管

鼻肠管是由一条柔软的管道组成，由鼻腔插入，尖端一直深入到肠道。将营养物质或药物通过鼻腔输送到胃肠道，保证患者摄入足够的热能、蛋白质等多种营养素，满足其对营养和

治疗的需要，促进康复。还可以防止食物反流、误吸。

96. 为什么患者已经放了鼻肠管还需要放置鼻胃管

鼻肠管主要用于胃蠕动功能障碍及对肠内营养液不耐受的患者，这样营养吸收更加充分，还可以减少腹胀、反流、误吸的发生，保证患者安全。但是鼻肠管只是解决了营养的问题，无法解决胃内液体引出的问题，所以需要再插一根鼻胃管，排空胃，防止胃内容物反流到食管，进入气管，造成肺炎。其次鼻肠管的管径小，材质柔软，药物颗粒容易附着于管壁，造成管腔的堵塞，不适用于注药，所以鼻胃管还承担着注药的作用。因此患者需要“双管齐下”，同时插入鼻肠管和鼻胃管。

97. 留置导尿术前后，患者需要注意哪些问题

插管前，患者须在医护人员的指导及协助下，屈膝关节仰面平躺于床上，两腿稍外展；插管时，如有任何不舒适向插管医护人员及时反馈，并在插管过程中缓慢深呼吸，这样可使患者会阴部肌肉和尿道括约肌松弛，有助于插管；插管后，在床上翻身及活动时，不要过度牵拉导尿管，以防尿管膨胀的气囊卡在尿道内，压迫膀胱壁或尿道，导致黏膜组织损伤。

98. 为什么插了尿管，患者还是觉得憋尿

若尿管引流通畅仍觉憋尿，可能是尿道异物感所致，也可能是导尿管导致的尿道黏膜损伤等；若尿管引流不畅，则可能是导尿管堵塞、打折、受压等原因。无论哪种情况，如感不适，可及时告知医护人员，以尽快得到解决。

99. 长期留置导尿管的患者需要定期更换导尿管吗

需要，对于长期留置导尿管的患者需要根据其所使用的导尿管材质进行更换，一般来说，橡胶管尿管每周更换 1 次，乳胶尿管 2 周更换 1 次，硅胶尿管每月更换 1 次；而对于集尿袋而言，推荐每周更换 1 ～ 2 次，这些措施对降低尿路感染率会起到积极作用。

100. 什么时候可以拔除尿管

因手术等情况短期留置导尿管的患者，医务人员评估后会尽快为患者拔除尿管；对于长期留置导尿管的患者则不可“操之过急”，因患者膀胱功能长期失用，排尿反射中断，逐渐适应了有尿即流的“惰”性状态，导致拔管后不能及时建立主动排尿意识，故拔除尿管前护士会根据患者病情指导患者训练膀胱功能，指导患者盆底肌收缩运动，促进膀胱功能恢复，再拔除尿管。

101. 什么是肠造口

指肠道疾病因治疗需要，通过手术方式将病变或坏死的肠段切除，将正常的肠管拉出，进行翻转后缝于腹壁，用于患者排泄粪便的通道称为肠造口。

102. 行肠造口有什么好处

肠造口不是一种疾病，它可以帮助患者进行肠道减压、减轻梗阻、减少病痛，还可以保护远端肠管的吻合或损伤，促进肠道疾病的痊愈，甚至挽救病人的生命。

103. 造口袋、底盘该如何选择

手术早期宜选用透明、无碳片、开口袋，康复期可选择不透明造口袋；排泄物稀薄宜选开口袋，排泄物稠宜选开口袋或闭口袋；视物障碍者宜选透明造口袋；手灵活性差者宜选预开口造口袋；腹部平坦或膨隆宜选平面底盘，造口回缩宜选凸面底盘加腰带。

104. 造口应如何护理

患者取坐位或者半坐位，一只手按住皮肤，一只手自上向下揭下造口底盘，用生理盐水或温水棉球或湿纸巾自外向内清洁皮肤及造口，再用干棉球擦干周围皮肤，评估造口及周围皮肤后测量造口大小及形状并裁剪造口底盘（开孔大于造口1～2cm），对准造口自下向上粘贴底盘，自内向外轻轻按压。最后将造口袋与造口盘扣紧。

105. 什么是PCI

PCI（经皮冠状动脉介入治疗），就是那种不用大动干戈，直接从皮肤扎个孔进到心脏血管里头治疗的介入手术，主要是用来治疗心脏血管变窄或者堵上了的情况。常规治疗就是吃药、改变生活习惯，严重的就得做心脏搭桥手术了。病情严重者需要进入重症监护室治疗：包括密切监测生命指标管理心脏功能、控制疼痛和预防并发症。更严重时甚至需要用呼吸机辅助呼吸、用药物维持血压和血液循环、安装临时心脏起搏器等。

106. ICU患者为什么要监测血糖水平

ICU患者血糖监测的必要性在于：预防并发症如感染、心血管疾病及多器官功能障碍，通过及时发现并处理高血糖状态降低风险；保障患者安全，预防低血糖事件发生并评估药物疗效；通过个性化治疗和及时调整方案，提高治疗效果；同时支持临床决策，提供诊断依据并指导营养支持，确保患者安全且治疗有效。

107. ICU 患者为什么要用动态血糖监测仪

ICU 患者选择动态血糖监测仪，主要因其能无痛监测，减少痛苦，提高依从性；实时监测精准评估血糖状况，及时发现并处理危急值；全面记录血糖变化，提供高价值分析，支持临床决策；同时适应 ICU 特殊需求，为危重患者提供有力治疗与护理支持。

108. 动态血糖仪适用于所有 ICU 患者吗

动态血糖仪在 ICU 的应用需个性化评估，适用于血糖波动大、低血糖风险高及需精细化管理的患者，但不适用于皮肤状况差、对特定物质过敏或存在其他禁忌证的患者。使用时需密切监测患者状况，确保安全有效。

109. 什么时候拔除动态血糖仪传感器

动态血糖仪传感器有效期 14 天，到期需更换。患者转出 ICU 前，若新科室有适配扫描仪且监测需继续，可继续使用至期满；否则，如无须监测或已达 14 天，出科前应摘除传感器。

110. 什么是 ECMO

ECMO（体外膜肺氧合）是一个体外的代替心、肺进行泵血和氧合的续命机器，核心部分为膜肺（人工肺）和血泵（人工心脏），主要用于对重症心肺功能衰竭患者提供持续的呼吸和循环支持。

111. ECMO 患者家属探视前需要做什么准备

为降低交叉感染的风险，每日探视前，家属须清洁双手，戴一次性外科口罩、帽子及穿鞋套，穿好一次性隔离防护服；探视中，家属不要触摸 ECMO 置管部位及管道连接处，且全程做好隔离措施，以减少感染的发生。

112. ECMO 患者可以与家属交流吗

ECMO 建立阶段患者多处于深度镇静状态，此时患者无法与工作人员及家属进行有效的交流和配合，但对一些如拍击等物理刺激有反应或睁眼；维持阶段针对不同的患者镇静深度因病而异，肺移植等患者倾向于浅镇静，此时患者虽未完全清醒，但语言刺激可唤醒，并维持清醒（睁眼且有眼神交流）或短暂维持清醒，而心脏移植等患者则倾向深度镇静；在撤离阶段，为减少患者应激反应，多采取深度镇静。

113. ECMO 患者可以翻身吗

可以，ECMO 患者翻身须根据患者的具体情况和医疗团队的建议来决定。一般生命体征平稳，没有严重心律失常或低血压的患者，医护人员会定时为其进行翻身。翻身时会有多人配合，动作会尽量轻柔，并且会有专人固定 ECMO 管路，确保管路安全，翻身时及翻身后会密切监测患者生命体征及 ECMO 的参数，保证患者安全。在一个经验丰富的 ICU，ECMO 患者不仅能翻身，还可以实施俯卧位治疗。

114. ICU 患者为什么每天都要验血

ICU 患者病情瞬息万变。每日验血监测关键指标（如血常规、生化、凝血、感染指标等）能及时发现异常（感染、内环境失衡、器官功能问题等），为医生精准调整治疗方案（如用药、呼吸支持、营养支持）提供关键依据，是守护生命的“晴雨表”。

115. 血培养在急诊时抽过了，为什么住院了又要抽，急诊抽的不行吗

在急诊抽血培养是为了尽快找到可能引起发烧的“坏细菌”，但细菌就像种子发芽一样，需要时间才能被检测到。住院后再次抽血有三个原因。

（1）“抓现行”更准：细菌 / 真菌可能一开始躲着没被发现，多抽几次能提高“抓现行”的机会。

（2）看治疗效果：如果用了药，需要抽血确认细菌是否被消

灭，就像打仗后要检查敌人有没有全歼。

（3）排除干扰：急诊抽血时可能受其他因素影响（如刚吃过药），复查能避免误判。

116. 为什么一次要抽那么多管的血

抽血需抽取多管血，因不同检测项目对血液类型及试剂要求各异，为确保准确性需分别处理。此举亦可提高检测效率，避免交叉污染，并适应自动化机器需求。同时，减少患者抽血次数，提升舒适度，且经精确计算避免血液浪费。综合考量，多管血检测旨在确保结果准确，减轻患者负担。

117. 抽这么多血，会不会导致患者贫血

一般是不会的，医生会权衡利弊后决定是否抽血。采一管血需要 2 ～ 5ml，如果一次抽 10 管，最多也就是 50ml。平时献血的时候，一次性献 400ml 也不会对身体产生很大影响。所以，一次性抽血几十毫升，对身体的影响不大，也不会导致贫血。

118. 未发热时都抽过血了，为什么每次发热还要重复抽

发热时需重新抽血是因血液状况随病情状况而变化，未发热时抽血不代表发热时状态。发热时，实验室检查可精准分析病

因、感染程度，对慢性疾病尤为重要，故发热时需复查血常规。

119. 发热时要抽多少血，为什么要抽那几个“大瓶子”

“大瓶子”通常是指血培养瓶，分为需氧瓶、厌氧瓶、真菌/结核瓶。血培养是诊断血流感染、菌血症的金标准。由于细菌或真菌在血液中的数量非常少，所以需要抽取足够量的血液来提高培养的阳性率。对于成年患者，一般每瓶仅装 8 ～ 10ml 血液，所以瓶子看似大，其实容量并不大。

120. 发热时抽的血，出结果时应该看什么

血常规报告单（图 4）主要分为白细胞、红细胞和血小板三部分，其中每个部分都有一个关键指标（表 4）需要我们关注。须注意，这些指标只能作为判断的依据之一，还应该结合病情、其他检查（表 5）结果及医生建议综合判断。

	英文	中文名称	白细胞	单位	参考范围
1	WBC	*白细胞	5.80	$\times 10^9$/L	3.50-9.50
2	LY%	淋巴细胞百分比	32.4	%	20.0-40.0
3	MONO%	单核细胞百分比	8.1	%	3.0-8.0
4	NEUT%	中性粒细胞百分比	57.6	%	50.0-75.0
5	EOS%	嗜酸性粒细胞百分比	1.2	%	0.5-5.0
6	BASO%	嗜碱性粒细胞百分比	0.7	%	0.0-1.0
7	LY#	淋巴细胞绝对值	1.88	$\times 10^9$/L	0.80-4.00
8	MONO#	单核细胞绝对值	0.47	$\times 10^9$/L	0.12-0.80
9	NEUT#	中性粒细胞绝对值	3.34	$\times 10^9$/L	2.00-7.50
10	EOS#	嗜酸性粒细胞绝对值	0.07	$\times 10^9$/L	0.02-0.50
11	BASO#	嗜碱性粒细胞绝对值	0.04	$\times 10^9$/L	0.00-0.10
12	RBC	*红细胞	5.31	$\times 10^{12}$/L	4.00-5.50

	英文	中文名称	红细胞	单位	参考范围
13	HGB	*血红蛋白	166	↑g/L	120-160
14	HCT	*红细胞压积	47.1	%	35.0-50.0
15	MCV	*平均红细胞体积	88.7	fl	82.0-97.0
16	MCHC	*平均红细胞血红蛋白	352	g/L	320-360
17	MCH	*平均红细胞血红蛋白	31.3	pg	27.0-32.0
18	RDW-S	红细胞体积分布宽度	36.8	fl	39.0-46.0
19	RDW-C	红细胞体积分布宽度	11.6	%	0.0-15.0
20	PLT	*血小板	218	$\times 10^9$/L	100-350
21	PCT	血小板压积	0.23	%	0.11-0.28
22	PDW	血小板提及分布宽度	11.4	fl	9.0-17.0
23	MPV	平均血小板体积	10.5	fl	7.0-13.0
24	P-LCR	大血小板比率	27.7		

血小板

图 4　血常规报告单

表 4　血常规需要关注的异常结果

指标	异常范围	可能原因
白细胞计数	$<4.0\times10^9/L$ 或 $>10.0\times10^9/L$	降低↓：病毒感染、骨髓抑制、自身免疫病 升高↑：细菌感染、白血病、应激反应
血红蛋白	男 $<130g/L$，女 $<115g/L$	降低↓：贫血（缺铁性、慢性病、溶血） 升高↑：真性红细胞增多症、高原代偿性增多
血小板	$<125\times10^9/L$ 或 $>350\times10^9/L$	降低↓：免疫性血小板减少症、药物反应、弥散性血管内凝血 升高↑：感染、骨髓增殖性疾病
中性粒细胞比例	$>75\%$ 或 $<40\%$	升高↑：细菌感染、炎症 降低↓：病毒感染、粒细胞缺乏症
淋巴细胞比例	$>50\%$ 或 $<20\%$	升高↑：病毒感染、结核、淋巴瘤 降低↓：免疫缺陷、化疗后

表 5　其他检验指标

检查类别	具体项目	临床意义
感染指标	C 反应蛋白、降钙素原、血培养	1. 发热时可致 C 反应蛋白升高 2. 细菌感染可致降钙素原增加、引起发热 3. 血培养：明确病原体
生化指标	肝肾功能	肌酐升高：肾功能异常

续　表

检查类别	具体项目	临床意义
影像学检查	胸腹 CT、超声	发现感染灶或肿瘤
病原学检测	呼吸道病毒核酸、G 试验 /GM 试验	鉴别流感病毒、真菌感染

121. 发热时抽的血，结果显示白细胞和 CRP 高提示什么

白细胞是身体对抗感染的勇士，CRP 是肝脏合成的蛋白质，用于指示炎症的严重程度。发热时白细胞和 CRP 均升高主要提示可能存在急性感染或炎症过程，需要结合临床症状和其他检查结果综合评估。

122. 发热不足 24 小时验血有用吗

发热不足 24 小时验血是否有用需要根据具体情况来判断。如果发热症状明显、严重或患者属于特殊人群（如儿童、老年人或患有基础疾病的人），那么验血可能有助于评估病情和指导治疗。然而，在大多数情况下，建议等到发热症状出现超过 24 小时后再进行血常规等常规检查，以获得更准确的诊断结果。

续　表

123．ICU 的患者能外出检查吗

可以。医生根据患者病情需要，会安排患者外出检查，检查的过程见图 5。

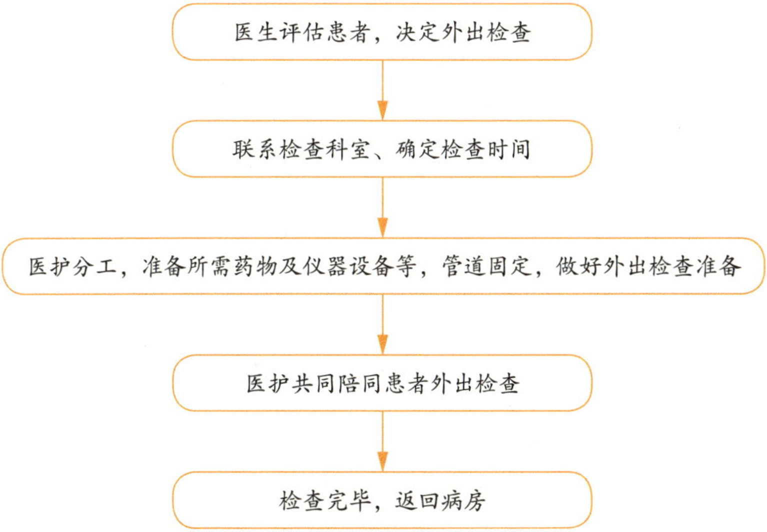

图 5　ICU 患者外出检查流程

三 家属陪护

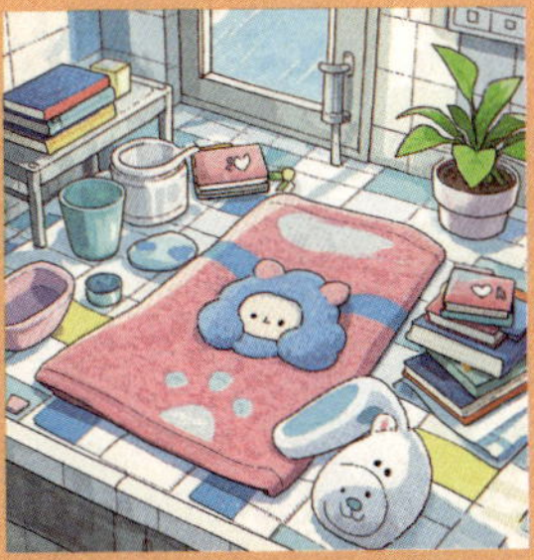

124. ICU 能留家属陪护吗

不能，ICU 是一个高度专业化的医疗场所，患者的病情较为严重，通常都属于很容易被感染的人群，在治疗上需要接受 24 小时不间断地监护，为了保证患者的安全和治疗的质量，ICU 通常会实行每日定时探视而不是持续的家属陪护。

125. ICU 能探视吗

可以探视，家属可以在规定的时间内进入 ICU 进行短暂的探视和陪伴，此过程中，家属需要严格按照医院的相关操作流程进行探视和陪伴，以确保患者的治疗质量和安全不被影响。

126. ICU 探视时间和人数是怎么规定的

每个 ICU 的探视时间不相同，一般在半个小时至 1 个小时，家属需要在医院规定的时间内进行探视。ICU 探视都会限制探视人数，一般不超过 3 人，并且每次只能进 1 名家属，这样是为了降低感染的风险，确保患者的安全和治疗效果。

127. 探视时需要注意什么

探视的家属要确保自身健康，没有感冒、发烧、咳嗽等症状，有以上症状的家属禁止探视，防止传染给患者。进入 ICU 前，家属需要穿好隔离服、戴帽子和口罩，严格洗手消毒。并且关闭手机或调至静音，避免干扰设备运行。

探视时家属可以观察患者状态，用简单语言鼓励患者（如“我们都在等你，你要加油！”），但避免负面话语，也不要频繁移动其身体或设备。

128. 家属感冒了还能探视吗

不能，因为在感冒的状态下人身体上会携带病毒或细菌，在探视的过程中会通过空气传播给 ICU 中的患者，ICU 中的患者通常病情危重、抵抗力低下，比正常人更容易受到感染的影响。为了确保患者的健康和安全，如果家属感冒了最好避免进入 ICU 探视患者。

129. 患者进入 ICU 后家属需要一直在门口等候吗

不需要。当患者进入 ICU 后，家属需要在门口等候医生交代患者病情、签署相关知情同意书，之后，家属就不需要一直在门口等候了。

130. 家属与医生谈完病情、签完字后还需要做什么

家属可以在医院特定的探视时间段内来探望患者。在非

探视时间，家属可以在医院提供的休息区等候，也可以回到住所休息。

131. 家属离开医院后，患者突发病情变化时，医生如何与家属联系

医院会留下家属的紧急联系方式，遇见患者病情突发变化的紧急情况，医院会通过这个紧急方式联系家属，此时家属需要保持手机畅通即可。

132. 患者住进 ICU 后家属如何与医院联系

家属可以每天在规定的探视时间内探望患者，探视结束后医护人员将和家属进行面对面沟通，交代病情及后续治疗方案。如果有其他紧急事项，也可以随时到病房门口按铃呼叫医护人员，但 ICU 是高度紧张有序的工作场所，需要尽可能减少对正常诊疗的干扰。

133. 患者住进 ICU 后家属需要住在附近吗

家属是否需要住在附近，这个问题没有固定且标准的答案，因为它取决于多个因素，比如患者的病情、家属的实际情况等，建议家属可以与主管医生具体沟通。

134. 患者住进 ICU 后家属需要准备哪些日常生活用品

（1）毛巾（2 条）：用于日常清洁和擦拭。

（2）脸盆（2 个）：用于洗手、洗脸、洗脚等日常清洁。

（3）有刻度的塑料水杯（1 个）：方便记录患者饮水。

（4）卫生纸（2 卷）和抽纸（1 盒）：用于日常擦拭和清洁。

（5）湿巾（2 包）：用于更细致的清洁。

（6）一次性尿垫（2 包）：用于患者排泄时的卫生需求。

（7）大便器（1 个）和小便器（1 个）：对于无法下床的患者提供排便的方便。

135. 患者住进 ICU 后家属需要准备哪些个人卫生用品

（1）女患者：梳子（1 把）、橡皮筋（2 根）等，用于头发整理。

（2）男患者：电动剃须刀等，满足男性患者的日常卫生需求。

（3）对于皮肤干燥的患者，可以准备润肤油，提供滋润和保湿。

136. 颅脑外科术后患者头上有根管子，ICU 探视时需要注意哪些问题

首先引流瓶的高度是经过医护人员评估后为防止脑脊液反流专门设定的，请家属在探视过程中，不要随意摆动；其次管道接头处已用无菌敷料包裹，请家属不要随意打开，且禁止自行关闭接头处的开关，以免造成颅内感染及引流不畅；最后如需为患者翻身或者变动头部位置时，请呼叫床旁的医护人员，在专业指导及帮助下进行，以免造成管道的打折、移位甚至滑脱。

137. 颅脑外科术后患者鼻子里一直流液体，ICU 探视时可以帮忙堵塞鼻孔吗

不可以。患者如经鼻蝶窦入路术后多发生脑脊液鼻漏，严禁堵塞鼻腔，且禁止冲洗，若发现流液体要及时通知床旁医护人员，以得到积极且及时的处理。医护人员每天会为患者清洁鼻腔，保持鼻腔的通畅。

四 常见疾病

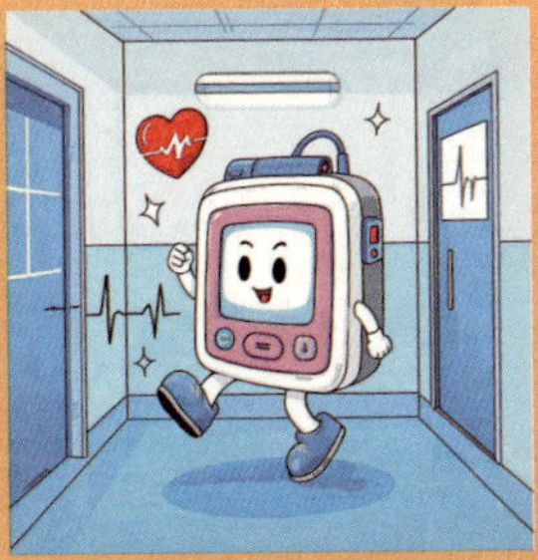

138．什么是重症肌无力

重症肌无力（MG）是由自身抗体介导的获得性神经肌肉接头传递障碍的自身免疫性疾病。乙酰胆碱受体抗体是最常见的致病性抗体。

139．重症肌无力的临床表现是什么

重症肌无力主要表现为波动性无力和易疲劳性，症状呈“晨轻暮重”，活动后加重、休息后可减轻。眼外肌最易受累，表现为对称或非对称性上睑下垂和/或双眼复视，是MG最常见的首发症状。面肌受累可致眼睑闭合无力、鼓腮漏气、鼻唇沟变浅或苦笑。咀嚼肌受累可致咀嚼困难。咽喉肌受累可出现构音障碍、吞咽困难、鼻音、饮水呛咳及声音嘶哑等。颈肌受累可出现抬头困难或不能。肢体无力以近端为主，表现为抬臂、梳头、上楼梯困难，感觉正常。呼吸肌无力可致呼吸困难。发病早期可单独出现眼外肌、咽喉肌或肢体肌肉无力，脑神经支配肌肉较脊神经支配肌肉更易受累。肌无力常从一组肌群开始，逐渐累及到其他肌群，直到全身肌无力。

140．什么是重症肌无力危象

重症肌无力危象是重症肌无力患者最严重的临床状态，主

要以进行性的呼吸困难而需要依赖呼吸支持为临床特点，是致死的主要原因。

141．重症肌无力患者为什么要住 ICU

并不是所有的重症肌无力患者都需要入住 ICU。重症肌无力患者出现吞咽困难、饮水呛咳，后期因呼吸肌无力，出现呼吸困难或严重肺部感染而危及生命，需要进入 ICU 进行观察和治疗。

142．什么是脑炎

脑炎是一种由脑实质内弥漫性或多发性炎症性病变引起的神经功能障碍，其病理变化主要影响灰质和神经元，同时也可能累及白质和血管。这种病症通常由病毒感染引起，但也可能源于细菌、真菌和寄生虫等其他病原的感染，严重时可能导致永久性神经损伤甚至致命。

143．日常生活中如何养成良好的生活习惯预防脑炎

注重提升自己的健康意识。例如，定期进行身体检查，了解自己的健康状况，并根据医生的建议采取相应的预防措施。在日常生活中，我们还应该注意个人防护，如勤洗手（尤其是在接触动物、处理生食或上厕所后，要用肥皂和水彻底清洗双手）、使用蚊帐、穿长袖衣物，这些简单的日常习惯就像是我们的盾

牌和护身符，帮助我们在与疾病的斗争中占据上风。在饮食方面，要确保食物煮熟煮透，避免食用生的或未煮熟的食物，特别是肉类和海鲜。在购买和储存食物方面要注意食品的保质期和储存条件，避免食用变质或受污染的食品。同时，保持良好的作息时间，保证充足的睡眠，进行适量的运动，保持心情愉快，皆有利于增强身体的免疫功能。

144. 什么是癫痫

民间俗称“羊角风”或“羊癫风”，是一种常见的神经系统发作性疾病，是多种原因导致的脑部神经元高度同步化异常放电，导致大脑功能障碍，因而对患者身体、精神、婚姻及社会经济地位等，造成严重的不良影响。据统计，我国癫痫患者达900万以上，每年新确诊癫痫患者65万～70万人。

145. ICU主要收治哪种类型的癫痫患者

ICU主要收治癫痫持续状态的患者，特别是全面性、惊厥性癫痫持续状态具有潜在致死性，采取有效手段迅速终止疾病发作和大脑异常放电是降低死亡率和改善预后的关键。此时需要立即输注镇静类药物，同时给予必要的生命支持与器官保护，防止惊厥时间过长导致的不可逆的脑损伤和重要脏器功能损伤。

146. 日常生活中如何应对癫痫发作

在癫痫发作时，首先应保护好患者的舌头，避免其咬伤自己。将折叠好的纱布放在患者上下磨牙之间，但在痉挛期间不要强行塞入，以免伤害到患者。为了保证呼吸通畅，避免过多的分泌物影响呼吸顺畅，在癫痫发作时要让患者平躺。对于有发作预兆的患者，一定要提前让他们躺在床上或地上，以避免突然失去意识而摔倒。患者家属应时刻注意患者的状态，以应对可能的突发情况。

147. 日常生活中癫痫患者保持安全的方法有哪些

癫痫患者容易出现受伤、摔倒等危险情况，因此在日常生活中一定要保证患者居住环境的安全，及时移除或固定潜在的危险物品，如尖锐物品、易碎物品等。患者和周围人群需要了解癫痫发作后的正确应急措施，以保证患者的生命安全。

148. 癫痫患者在家发作时，患者家属应怎么做

发作时，立即缓慢将患者就地平卧，头偏向一侧（或者侧卧位），取下义齿及眼镜，并将牙垫或者纱布卷等放于患者牙齿中，及时清理口腔分泌物，避免误吸。解开衣领、纽扣、拉链等，

防止呼吸道不畅。抽搐发作时，可适当扶住患者，防止出现自伤，但不要用力过猛，避免患者出现骨折、拉伤。

149．为什么有的动脉瘤患者需要做手术，而有的患者不需要

一般建议治疗的动脉瘤，是大多数直径大于 7 ～ 10mm 的非海绵窦内颅内动脉瘤，而对更小的动脉瘤则建议观察和监测。非手术治疗主要是防止出血或再出血，控制脑血管痉挛。适当镇静，卧床休息，维持正常血压。并采取相应的药物治疗。动脉瘤颈夹闭术可彻底消除动脉瘤，保持动脉瘤的载瘤动脉通畅，适用于动脉瘤未破裂患者和蛛网膜下腔出血患者。高龄、病情危重或不接受手术者，可采用血管内介入治疗。复杂性动脉瘤可在多功能手术室实施一站式手术治疗。

150．什么是横纹肌溶解综合征

横纹肌溶解综合征，并不是说肌肉真的被“溶解”了，而是由于外伤、剧烈运动、药物毒物、感染、电解质紊乱、遗传代谢性疾病等多种原因导致横纹肌细胞坏死，细胞内物质释放到循环系统，进入血液后对人体造成伤害，有严重致命风险，15% ～ 50% 患者可能发生急性肾损伤。

151. 横纹肌溶解综合征患者有哪些特征

横纹肌溶解综合征患者有典型的“三联征”：肌痛、肌无力、浓茶色尿（可乐尿）。①肌痛：是一种典型的肌肉溶解，过量运动后引起肌肉细胞代谢加快，使肌肉细胞中的有机酸产生过多，从而导致肌肉酸痛。②乏力：肌肉坏死后，患者感觉全身倦怠，没有力气，产生肌无力。③脱水：患者可能出现脱水症状，如口渴、尿量减少等。④尿色深：细胞溶解坏死后，一些肌红蛋白释放出来，通过肾脏代谢以后，排出深色尿液，部分患者还会出现无尿、肿胀等情况。在运动过程中出现肌肉疼痛、压痛、肿胀及无力，同时伴有发热、全身乏力，出现浓茶色尿等表现，此时症状比较严重。

152. 日常生活中应当如何预防横纹肌溶解综合征

锻炼应从小运动量开始，并根据自身情况逐渐增加强度，避免长时间高强度运动。不要在喝酒或吃药后进行运动，避免在患病中或患病初愈进行剧烈运动，要劳逸结合，身体不适、感冒、发热和疲劳状态下应尽量避免参加训练。避免同一项目长时间、高强度的训练，要多项目交叉训练，加强适应性训练，包括训练时间、强度、耐热能力等；安排良好的作息和科学的频率。注意身体散热，避免在阳光直射、炎热潮湿的夏季中午进行高强度、长时间的训练，可选择较凉爽的清晨或者傍晚，以利机体散热。运动过程中需及时补充水分，剧烈运动可以补充电解质饮料。碳酸饮料中含有大量磷和二氧化碳，高化磷会影响肌肉中磷和钙的失衡，导致肌肉神经紊乱和横纹肌溶解综合征，因此需注意减少饮料的摄入。

153. 什么是溶瘤综合征

溶瘤综合征又称为肿瘤溶解综合征或者溶瘤。某些肿瘤细胞增殖速度快，并且又对化疗敏感，在有效治疗后肿瘤细胞大量溶解破坏，导致代谢异常和电解质紊乱。是一种常见且危及生命的肿瘤学急症，经常发生于血液系统恶性肿瘤，特别是急性白血病和非霍奇金淋巴瘤。

154. 溶瘤综合征患者为什么要住到 ICU

溶瘤综合征是一种危及生命的肿瘤急症，它主要有以下几方面的危害：首先是高尿酸血症，肾脏不能排出多余的尿酸，尿酸形成尿酸结晶堵塞尿路造成急性肾功能损伤；其次会造成高钾、高磷血症，肿瘤细胞大量快速坏死，肿瘤细胞内的钾流入血液中，造成血液中钾升高，导致心律失常，严重者心搏骤停；溶瘤综合征还会引起代谢性酸中毒，患者可出现头晕、疲乏、呼吸加深加快，严重者昏迷。因此，患者一旦发生溶瘤综合征，常需要经过肿瘤科、肾内科、ICU 等多个科室的跨学科合作治疗。

155．溶瘤综合征患者在 ICU 一般怎么治疗

在 ICU 里，医生会严密监测患者的生命体征，还会定时查血，看患者的生化指标，及时发现问题，进行处理。如果通过药物不能解决患者的问题，会给患者进行血透，有些患者可能还会上呼吸机，帮助患者渡过急性期的难关。

156．什么是重症药疹

药疹又称为药物性皮炎（图 6），属于皮肤药物不良反应。重症药疹是严重的药物不良反应，通常开始表现为不严重的皮肤损害，但是进展迅速，形成广泛皮肤破损，并伴有全身脏器的受累，一旦发生明显的表皮剥脱则很难预测进展程度。它们的发生与药物剂量无关，而与个体特异体质有关。

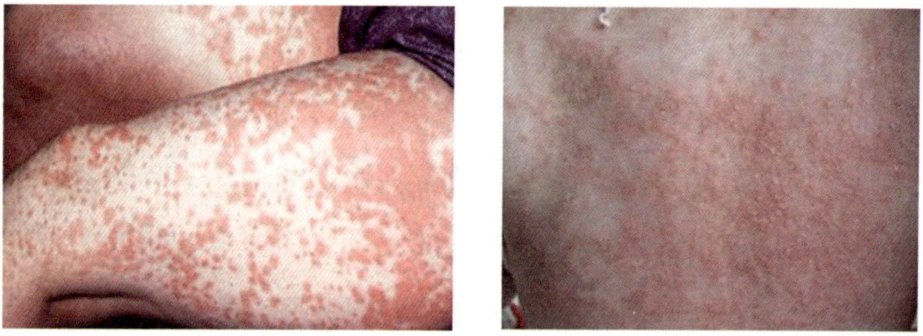

图 6　药物性皮炎

157. 重症药疹的患者为什么要住到 ICU

重症药疹虽然发病率较低，但重症药疹患者往往病情重、进展快，停用致病药物后病情仍可继续加重，死亡率较高。患者常常需要面临重重关卡：首先是感染，患者常出现大面积皮肤破溃，皮肤屏障的消失导致定植细菌很容易进入血液，进而引发系统感染，如肺炎、败血症等；其次，在失去皮肤屏障后，患者常出现脱水、营养不良等情况，加上口腔溃烂影响进食，许多患者甚至需要依赖静脉途径补充营养；除皮疹以外，患者常伴有肝脏、肾脏、肺脏及血液系统（如白细胞缺乏等）的累及，少数患者甚至出现药物性肝衰竭。因此，部分重症药疹患者需要收入到重症监护室进行治疗。

158. 重症药疹患者在 ICU 一般怎么护理

重症药疹患者的护理难度和强度都很大。通常需要进行保护性隔离，就是让他们处在一个相对无菌的环境里，床单、被套要消毒灭菌后供患者使用，所有接触患者用物均清洁消毒，防止感染。最重要的是皮肤的换药，每天需要为全身的皮肤进行冲洗、抹药防止皮肤感染，烤灯照射促进皮肤的生长。

159. 什么是休克

休克是由于各种原因导致体内的有效循环血量锐减，组织细胞就会缺血缺氧，以致重要生命器官的功能出现损害，表现为血压下降、心率加快、呼吸急促、出冷汗、尿量减少。如果不及时治疗，可能进一步引起细胞不可逆性损伤和多脏器功能衰竭，危及生命。

160. 什么是感染性休克

感染性休克其实就是以感染为起源，逐渐累及全身各系统。它就等于感染+脏器功能损伤+休克。感染性休克主要发生于一些有基础疾病的老年人，比如并发糖尿病、肝硬化、心脑血管疾病、免疫系统疾病等的患者；另外，婴幼儿也是感染性休克的高发人群。

161. 什么是失血性休克

失血性休克顾名思义是由大量失血引起的休克。常见于外伤引起的出血、消化性溃疡出血、食管曲张静脉破裂、妇产科疾病所引起的出血等。失血后是否发生休克不仅取决于失血的量，还取决于失血的速度，休克往往是在快速、大量失血而又得不到及时补充的情况下发生的。

162. 什么是过敏性休克

过敏性休克是指过敏原通过呼吸道、消化道、皮肤黏膜、血液等途径进入人体，引起人体免疫系统出现严重的过敏反应，导致多脏器功能障碍。昆虫刺伤及某些药品（特别是含青霉素的药品）是最常引发过敏性休克的原因，某些食物（如花生、贝类、蛋和牛奶）也会引起严重过敏反应。

163. 为什么感染性休克的患者要住 ICU

当人体没有办法交换营养，无法交换氧气，组织和细胞就会缺血缺氧，脏器功能就会发生障碍，因此感染性休克导致患者全身多脏器功能衰竭。住 ICU 可以对患者所出现的一些症状，以及所发现的脏器功能衰竭，对症干预，缓解症状。所以感染性休克患者必须住 ICU 治疗，才能够保住患者的生命。

164. 什么是甲亢危象

甲亢危象医学上也称甲状腺危象，是指甲亢在病情没有被控制的情况下，由于一些应激因素，使甲亢病情突然加重，出现了严重危及患者健康和生命的症状。多数甲亢危象的发生都有一定的诱发因素，其中主要是应激性刺激，如急性感染、精神刺激、外伤手术、急性心肌梗死、糖尿病酮症酸中毒等。

165. 甲亢危象的临床表现有哪些

甲亢危象的特征表现是高热，体温急剧升高，常在 39℃以上，而且这种高热使用一般的退热方法很难奏效。其次还会表现为心律失常，心率明显增快，超过 160 次 / 分，常发生心脏增大甚至发生心力衰竭。有些老年人以消化系统症状为突出表现，如食欲差、恶心呕吐频繁、腹痛、腹泻等。有些患者还会出现焦虑、烦躁、嗜睡等症状，最后可能会陷入昏迷。

166. 甲亢危象患者为什么要住 ICU

甲亢危象病情危重，病死率很高，但也不是所有的甲亢危象患者都需要到 ICU 进行治疗。有一些多器官功能衰竭的患者，在普通病房经过积极治疗后，病情仍继续恶化，会进入 ICU 接受治疗。

167. 什么是呼吸衰竭

呼吸衰竭就是肺部不能好好地换气，导致血液里的氧气太少，二氧化碳太多。呼吸衰竭分两种：一种是 Ⅰ 型，一种是 Ⅱ 型。Ⅰ 型主要是氧气不够；Ⅱ 型是氧气不够，二氧化碳还多。通常治疗的办法有吸氧气、使用呼吸机、药物治疗，还有针对原发病的治疗。ICU 的治疗重点是维持生命指标稳定，同时还能全面地进行病情监测、营养支持、防止感染、预防并发症等综合治疗。护理方面还会提供心理支持，这些都是治疗过程中很重要的措施。

168. 什么是急性呼吸窘迫综合征

急性呼吸窘迫综合征，简称 ARDS，是一种由多种因素引起的严重的肺部疾病，其特征是肺部充满液体，阻碍氧气进入血液，造成缺氧。ARDS 患者通常要进入 ICU 治疗，包括吸氧、使用呼吸机、俯卧位通气（趴着呼吸）、药物治疗、营养支持、感染控制和 24 小时密切监测和评估。旨在稳定生命指标，防止肺损伤，并促进肺部恢复，预防器官衰竭。

169. 什么是急性肺损伤

急性肺损伤，简称 ALI，是一种严重的呼吸系统疾病，常由严重创伤、感染或严重全身疾病引起。特点是肺部发生炎症，肺泡和血管之间的膜变得容易透水，结果就是肺里积水和氧气不够。常规治疗手段包括吸氧、使用呼吸机、控制液体出入量、药物治疗和并发症预防。如果 ALI 患者病情加重，需要进 ICU，治疗就会更集中和精细，如翻身拍背、俯卧位通气（趴着呼吸）、高级生命支持、营养支持、预防血栓等。在 ICU 里，通过严密的监测和综合支持治疗，可以最大限度地提高患者存活率和改善病情。

170. 什么是肺纤维化

肺纤维化是一种慢性肺病，特征是肺组织逐渐硬化和瘢痕化，会导致呼吸困难和干咳。常用治疗主要包括药物治疗、氧气疗法和肺康复。当病情加重，可能会出现严重的呼吸衰竭，此时可能需要转入 ICU 进行更为密切的监测和治疗，包括吸氧、使用呼吸机、镇静镇痛（由于机械通气可能引起不适，医生会使用镇静剂和镇痛药来确保患者舒适，并减少患者的焦虑和紧张）、生命指标监测、营养支持、感染控制、预防并发症，以确保患者得到全面的治疗和护理。

171. 什么是肺栓塞

肺栓塞是血液凝块阻塞肺血管的严重疾病，严重时可能导致昏迷。治疗包括抗凝、溶栓，必要时手术。病情恶化时，患者需要进入 ICU 接受 24 小时监护，提供呼吸机和药物支持以维持血压和血液循环，密切监测患者的生命指标，给予生命支持，调整抗凝或溶栓药物，积极预防和处理并发症，以及可能的手术或介入治疗。重症监护室的目标是稳定患者生命指标，以提高存活率和康复机会。

172. 什么是心肌梗死

心肌梗死，简称心梗，是心脏肌肉因缺血缺氧导致的坏死，通常由心脏血管堵塞引起。治疗通常包括药物治疗、介入和外科手术。药物治疗如硝酸甘油可缓解胸痛，介入治疗可通过球囊和支架打通血管，严重堵塞或治疗无效时，可能需要心脏搭桥手术。危重症患者需要加强心电监护，在 ICU 密切监测心脏功能状况，进行支持性治疗，严重并发症者可能需机械循环辅助，同时规划心梗后长期治疗方案。心梗治疗需多科室合作，以挽救生命、减少并发症、提高生活质量。

173. 什么是心力衰竭

心力衰竭是心脏泵血能力下降，导致身体供血不足。可能由多种心脏问题引起。治疗包括药物治疗、改善生活习惯和控制相关疾病。生活习惯改变包括饮食清淡、减少水分摄入、控制体重、适量运动和戒烟限酒。病情严重时需 ICU 治疗，包括监测生命指标、药物调整、维持电解质和酸碱平衡、营养支持、预防并发症，以及综合评估机械辅助或心脏移植。旨在全面有效治疗心力衰竭，降低死亡率。

174．什么是肺动脉高压

肺动脉高压是一种肺动脉血压异常升高的严重疾病，长期可致右心衰。药物治疗以血管扩张剂、抗凝药和利尿药为主，重症时需监护室治疗，包括持续生命指标监测、呼吸机和肺动脉高压专用药，维持血压和血液循环稳定，支持右心功能，通过综合治疗和严密监测，以控制病情，提高生活质量，延长生存时间。

175．什么是心肌炎

心肌炎是心脏肌肉炎症，可能导致心脏功能障碍，甚至威胁生命。可由病毒、自身免疫问题、药物反应或感染等引起。治疗包括药物治疗、调整生活方式和针对性治疗。危重症患者可能需要在ICU严密监测生命指标、机械辅助、药物调整、呼吸支持、感染控制和营养支持等综合治疗，以控制病情、防止恶化、促进心脏功能恢复、改善预后。

176．什么是心搏骤停

心搏骤停，即心跳骤停，是指心脏有效的射血功能的突然停止，可以理解为心脏突然停止正常的工作，是导致心脏性猝死的最主要原因。可能由多种原因引起，包括过度劳累、心脏疾病、电解质失衡、药物副作用等，心搏骤停往往发生在高强度运动中。

此外，一些外部因素也可能成为心搏骤停的诱因。例如，在高温环境下，心脏需要更快地跳动来促进血液循环；寒冷环境可能导致血管收缩，增加心脏负担；脱水和电解质失衡会影响心脏的正常功能，这是运动场上引起心搏骤停的常见原因。

177．心搏骤停患者有哪些特征

意识突然丧失，可伴有全身短暂性抽搐和大小便失禁，随后全身松软；触摸不到颈动脉搏动，此时大动脉搏动消失；呼吸停止或先出现叹息样呼吸，继而停止；面色苍白或青紫；双侧瞳孔散大。

178．什么是心肺复苏

心肺复苏，简称 CPR，是最基本的抢救呼吸、心搏骤停者生命的方法，通过徒手、应用辅助设备及药物来维持人工循环、呼吸和纠正心律失常。

179．在什么情况下应实施心肺复苏

当发现有人倒地，在判断现场环境安全的情况下，立即检查患者的反应和呼吸，如发现患者无意识、无呼吸（或叹息样呼吸），应立即实施心肺复苏，并拨打急救电话。

180. 心肺复苏的步骤是什么

心脏复苏步骤主要包括胸外按压、开放气道、人工呼吸、除颤，提倡双人同步分工合作的复苏方法。一个人负责胸外按压，一个人负责开放气道、人工呼吸及拿取自动体外除颤器（AED）。

181. 怎么进行胸外按压

首先保持患者仰卧在坚固的平面上，进行胸外按压（图 7）。胸外按压的正确部位是胸骨中下 1/3 交界处。用一只手的掌根部放在胸骨的下半部，另一手掌重叠放在这只手背上，手掌根部横轴与胸骨长轴确保方向一致，为保证每次按压后使胸廓充分回弹，施救者在按压间隙，手可以放在患者胸上，但是不能有任何力量。按压时肘关节伸直，依靠肩部和背部的力量垂直向下按压，成人使胸骨下压至少 5cm，但应避免超过 6cm，随后突然松弛，按压和放松的时间大致相等。按压频率在 100 ～ 120 次 / 分。

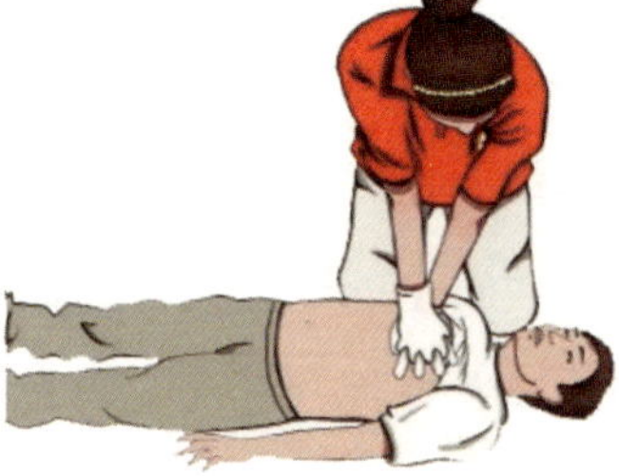

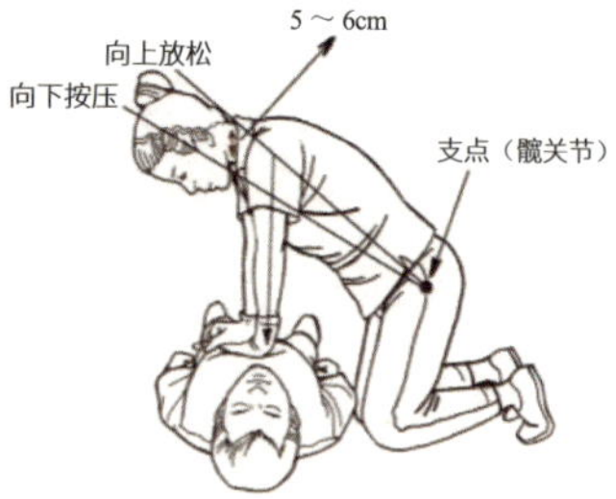

图 7　胸外按压

胸外按压过程中应尽量减少中断，除非特殊操作，如建立人工气道、除颤时，中断尽量不超过 10 秒。

182. 怎么开放气道和人工呼吸

开放气道时将一手置于患者前额加压使患者头后仰，另一手的示指、中指抬起下颏，使下颏尖、耳垂的连线与地面呈垂直，以畅通气道。迅速清除患者口中异物和呕吐物，取下活动性义齿（图 8）。

开放气道后，先将耳朵贴近患者的口鼻附近，感觉和倾听有无呼吸，如确定呼吸停止，在确保气道通畅的同时，立即开始口对口人工通气。一手的拇指、示指捏住患者鼻孔，吸一口气，用口唇把患者的口全部罩住，然后缓慢吹气，给予足够气体量产生可见的胸廓抬起，每次吹气应持续 1 秒以上。每 30 次胸外按压连续给予 2 次通气，通气频率为 10 ～ 12 次 / 分钟（图 9）。

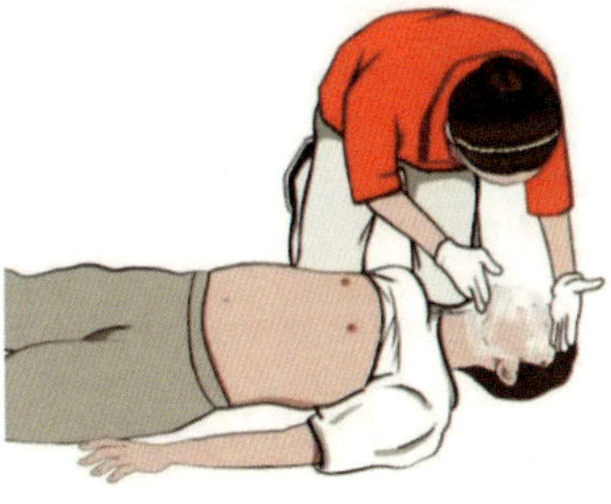

图 8　开放气道

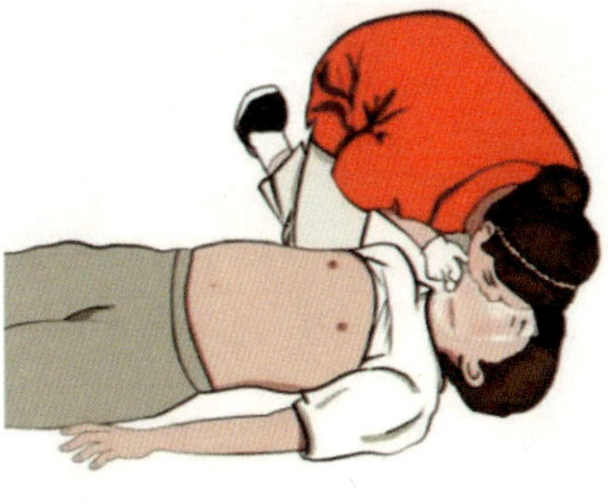

图 9　人工呼吸

183. 怎么使用自动体外除颤器

取得自动体外除颤器（ADE）后可根据说明书进行使用，基本步骤如下（图 10）。

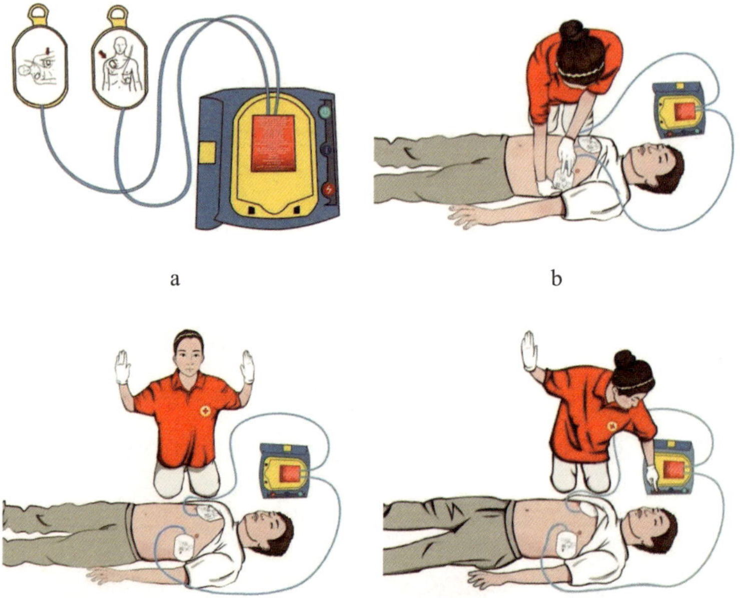

a b c d

图 10 使用自动体外除颤器基本步骤

注：a. 开机：打开电源，按提示音操作；b. 连接：贴电极片；c. 分析：自动分析心率；d. 除颤：AED 提示“建议电击”时不要触碰患者，按下“电击”按钮。

184. 心肺复苏有效的指征有哪些

患者恢复心跳，恢复自主呼吸，面部、口唇和甲床等的颜色由苍白或青紫转红润，出现反应如瞳孔由大变小、眼球活动、手脚活动、开始呻吟等。

185. 自动体外除颤器使用需要注意哪些问题

移除所有可移动的金属物体，如徽章、项链等从患者前胸移除，确保患者胸部没有异物；电极片应避开药物贴片或起搏器；确保环境安全，禁止任何水和金属物品将患者和旁观者或施救者连接。若患者躺在水中或胸部有很多水，在贴电极片之前将患者从水中拉出并迅速擦干患者胸部。若患者躺在雪地里或小水坑中，则不必移开；儿童使用成人电极片，不可因电极片太大而将其剪小；除颤和 CPR 应衔接紧密，尽量减少 CPR 的中断时间。需要注意的是，1 ～ 8 岁的儿童需使用儿童用 AED，紧急情况下，可使用成人用 AED。

186. 为什么抢救成功的心搏骤停患者还需要进入 ICU 治疗

心搏骤停后患者通常存在体内内环境紊乱和血流动力学不稳定的状况，进入 ICU 后患者仍需要进行目标温度管理、识别并治疗急性冠状动脉综合征、优化机械通气，以及支持脏器功能等支持对症治疗，从而降低继发性脑损伤，维持有效的循环、呼吸与神经系统的功能，这些问题需要ICU加强预见、监测和治疗，其对患者的预后至关重要。

187. 什么是重症胰腺炎

因胰酶异常激活对胰腺自身及周围器官产生消化作用而引起的，以胰腺局部炎性反应为主要特征，甚至导致器官功能障碍的急腹症。会累及呼吸、循环、肾脏等器官功能衰竭，并造成局部症状（如胰腺坏死、假性囊肿、胰周囊肿等）或全身症状（如脓毒血症、多器官功能障碍等）。

188. 引起重症胰腺炎的原因是什么

在我国大部分重症急性胰腺炎是由于胆道疾病（胆结石最常见）、酗酒、暴饮暴食、高甘油三酯血症、高钙血症、创伤、ERCP术后、急性传染病、胰管梗阻等引起的。高危因素包括肥胖、糖尿病、慢性酒精摄入。

189. 如何治疗重症胰腺炎

首先要禁食及胃肠减压，缓解腹痛、腹胀、恶心、呕吐等症状；其次进行抗休克治疗，进行液体治疗，积极静脉输液，积极补充血容量，维持水、电解质和酸碱平衡，必要时应用血管活性药；同时给予解痉镇痛药，缓解疼痛；建立空肠营养通道，应用全胃肠外营养，增加营养供应，保护肠道黏膜；积极进行抗感染治疗，谨防感染加重；通过药物促使胰液分泌减少及抑制胰酶活性；此外还有一些其他治疗，包括手术治疗、中医治疗等。

190．什么是急性肾衰竭

指由各种原因引起的肾功能在几小时或数天内突然下降，引起氮质废物体内潴留，水、电解质和酸碱平衡紊乱，导致各系统并发症的临床综合征。

191．如何治疗急性肾衰竭

首先要积极控制原发病因、纠正可逆病因、预防继续损伤，如治疗严重外伤、急性失血、心力衰竭等；维持机体的水、电解质和酸碱平衡，积极处理高钾血症；积极控制感染；必要时行血液净化治疗，同时避免使用肾毒性药物，保证患者充足的营养。

192．急性肾衰竭患者应注意什么

病情急性期，患者以休息为主，避免过度劳累；稳定期，适量增加运动。病情严重者或心肺功能较差者，应卧床休息。在饮食上，应摄入优质蛋白质，摄入足够热量，必要时摄入维生素，禁止摄入高钾食物。注意观察症状、体征变化及并发症的发生，如体重增加、意识改变等。注意预防感染，加强尿管消毒，预防泌尿系统感染；保持皮肤清洁，预防皮肤感染；保持口腔清洁，预防口腔感染等。

193. 什么是慢性肾衰竭

指各种原发性或继发性的慢性肾脏疾病持续进展引起的肾小球滤过率下降及相关代谢紊乱的慢性肾脏疾病，从而产生以代谢产物潴留，水、电解质及酸碱平衡失调和全身各系统症状为表现的临床综合征。

194. 慢性肾衰竭患者应注意什么

严格遵医嘱用药，积极进行防治，治疗引起慢性肾衰竭急剧恶化的危险因素，如加强高血压、糖尿病肾病等的治疗。饮食上，可进食低蛋白、低磷、热量充足的食物，禁食含钾高的食物。及时纠正水、电解质紊乱，控制高钾血症等。

195. 什么是强直性脊柱炎

强直性脊柱炎是一类原因未明，以中轴脊柱受累为主，可伴发关节外表现，严重者可发生脊柱畸形和关节强直的慢性炎症性疾病。

196. 强直性脊柱炎患者应注意什么

首先要遵医嘱服药。床单位采用硬板床，睡姿应低枕或去枕仰卧位，保持良好的姿势。积极进行康复运动，避免过度劳累及剧烈运动。对于僵直、疼痛也可进行磁疗、电疗、热疗等物理康复治疗。保持健康生活方式，严格戒烟。

197. 什么是系统性红斑狼疮

系统性红斑狼疮，简称 SLE，是一种以免疫系统异常为主的疾病，患者体内会产生多种自身抗体，这些抗体错误地攻击自身健康细胞和组织，造成皮肤、关节、脑部、肺部、肝脏、心脏和肾脏等一系列身体部位受到侵害，从而出现多系统、多器官损害。

198. 如何治疗系统性红斑狼疮

系统性红斑狼疮的治疗主要是药物治疗，激素是治疗系统性红斑狼疮的基础用药，对于没有禁忌的患者，推荐长期使用羟氯喹作为基础治疗。如果应用激素和羟氯喹治疗效果不佳，或有脏器受累的患者，可以使用免疫抑制剂治疗。经过激素和免疫抑制剂治疗效果不佳、不耐受或复发的患者，可以使用生物制剂治疗。同时还要调整生活方式，戒烟戒酒，减少有害化妆品的使用，做好防晒，适度运动，这些都有助于系统性红斑狼疮的治疗。

199. 系统性红斑狼疮患者应注意什么

在用药方面，遵医嘱按时服药。在急性活动期时，应卧床休息，减少活动。在缓解期时，逐步增加活动量，劳逸结合，适当参加社会活动及日常工作。在饮食方面，以高蛋白、高维生素、高热量、低脂低盐软食为主，少食多餐，禁食生冷食物、辛辣刺激食物、易引起光过敏的食物。在生活习惯方面，戒烟戒酒，注意个人卫生，预防感染；避免皮肤接触刺激性物品，同时注意紫外线防护。

200. 什么是皮肌炎

皮肌炎与红斑狼疮一样，也是一种自身免疫病，它主要影响到肌肉。肌炎若是合并皮肤的损害就是皮肌炎，肌炎和皮肌炎并不一样，肌炎没有皮肤的损害，而皮肌炎是伴有皮肤损害的。不管是肌炎还是皮肌炎，除了会出现肌肉和皮肤的损害，还会出现全身性的问题，有一部分会出现肺间质纤维化，还有一部分患者会合并肿瘤。

201. 皮肌炎的发病与什么有关

皮肌炎的发病与自身免疫、遗传、感染、恶性肿瘤、药物等因素相关，是可累及皮肤和肌肉的一类自身免疫性疾病。其可仅累及皮肤和肌肉，也可能多种脏器损害。

202. 皮肌炎患者应注意什么

（1）合理休息，预防感染。

（2）避免受凉。

（3）应保持皮肤清洁和保湿，注意防晒、防紫外线，避免皮肤损伤。

（4）避免过敏食物，多进食高维生素、高蛋白饮食，保持适当水分。

（5）适当运动防肌肉萎缩，保持正确姿势，进行热敷与按摩。

（6）遵医嘱按时服药。

203. 什么是血栓性血小板减少性紫癜

血栓性血小板减少性紫癜，简称 TTP，是一种严重的弥散性血栓性微血管病，以微血管病性溶血性贫血、血小板聚集消耗性减少，以及微血栓形成造成器官损害为特征的一种疾病。

204．血栓性血小板减少性紫癜患者应注意什么

（1）建立良好的饮食习惯，营养均衡，细嚼慢咽，避免消化道出血、口腔破溃、便秘等。

（2）适当健康运动，避免剧烈活动及重体力劳动，防止过度劳累。

（3）建立良好的生活习惯，保证充足的休息，注意保暖，避免受凉，保持口腔清洁。保持室内空气流通。

（4）遵医嘱服药，积极预防感染。

205．什么是肝性脑病

肝性脑病也称肝昏迷，由于严重肝病或代谢紊乱引起的中枢神经系统失调综合征。常表现为意识障碍、昏迷及行为异常等症状。

206．肝性脑病的发病与什么有关

（1）肝硬化食管静脉曲张破裂，形成的上消化道出血为常见诱因。

（2）大量高蛋白饮食也可增加氨的产生，从而造成肝性脑病。

（3）因大量排钾利尿剂等药物的使用不当，可引起低钾碱

中毒，从而引起肝性脑病。

（4）严重感染、严重创伤、大量放腹水等，也可造成肝性脑病的发生。

207．如何治疗肝性脑病

（1）积极消除诱发因素，积极清除肠道积血、停止利尿剂的使用、停止大量放腹水等。

（2）预防感染，积极处理已发生感染。

（3）纠正饮食习惯，避免高蛋白饮食。

（4）控制镇痛及镇静药的使用。

（5）减少肠道内毒素的产生与吸收，积极进行灌肠、导泻。

（6）使用降氨药物、纠正氨基酸代谢紊乱及调节神经递质等的药物。

（7）对于其他并发症积极对症处理。严重者可采用人工肝、肝移植等。